Erwin Riess
Herr Groll erfährt die Welt

Erwin Riess

Herr Groll erfährt die Welt

Im Rollstuhl
durch gelähmte Zeiten

ELEFANTEN PRESS BERLIN

Inhalt

Wer im Rollstuhl sitzt, schaut der
Wirklichkeit unter den Rock.

Groll verbündet sich mit den höheren Wissenschaften

Wien-Floridsdorf, der Hof eines Gemeindebaus. Groll, ein Rollstuhlfahrer, sitzt auf seiner Lederjacke und versucht, mit einer Luftpumpe einen Reifen seines Rollstuhls aufzupumpen. Die Handhabungen gestalten sich äußerst mühsam. Ein hagerer Mann mit einem Adolphe-Menjou-Bärtchen beobachtet Groll interessiert. Nach kurzem Zögern geht er auf Groll zu.

DER HAGERE Darf ich Ihnen helfen?

GROLL Bitte sehr. *Reicht dem Hageren die Pumpe. Der macht sich an die Arbeit.*

DER HAGERE Das Ventil klemmt.

GROLL Ich weiß. Eine europäische Pumpe und ein amerikanischer Rollstuhl passen nicht zusammen.

DER HAGERE Der Rollstuhl ist aus Amerika?

GROLL Everest & Jennings Ultra Lite. Vietnamerprobt.

DER HAGERE Vietnamerprobt? Sie meinen Soldaten, die in Vietnam verwundet wurden. Die ersten Aktivisten des »Independent Living Movement«. Mit ihnen begann die moderne Behindertenbewegung.

GROLL Es scheint, daß Sie über uns Bescheid wissen.

DER HAGERE Ich bin Soziologe. Mein Spezialgebiet sind die Lebensverhältnisse von gesellschaftlichen Randschichten. Randschichten und Demokratie. Minderheiten im modernen Sozialstaat. Außenseiter und Political Correctness.

Der Hagere plagt sich mit der Pumpe.

GROLL Eine schwere Arbeit.

DER HAGERE Sehr schwer. Spüren Sie, ob Luft in den Reifen kommt?

GROLL Wenig.

DER HAGERE Fehlt noch viel?

GROLL Sehr viel.

DER HAGERE Ich muß eine Pause einlegen.

GROLL Bitte. *Der Hagere zieht Qi-Gong-Kugeln aus seinem Jakkett und läßt sie in der Hand kreisen.*

DER HAGERE Das sind Qi-Gong-Kugeln. Sie dienen der Beruhigung und der besseren Durchblutung der Akupressurpunkte. Eine alte chinesische Therapiemethode. Sie hat nichts mit Esoterik zu tun.

GROLL Es hätte mich nicht gestört.

DER HAGERE *verneigt sich* Odalbert Tritt. Privatdozent.

GROLL Odalbert?

TRITT Der Name eines Gewaltboten. So hießen die obersten Beamten unter den Ottonen.

GROLL Selbstverständlich.

TRITT Mein Vater war Universitätsprofessor für Ur- und Frühgeschichte.

GROLL Ich verstehe. Sie können mich Groll nennen.

TRITT Nur Groll?

GROLL Berufsunfähigkeitspensionist infolge Krankheit.

TRITT Pardon!

GROLL Warum? Sie können nichts dafür.

TRITT Der Rollstuhl ist vietnamerprobt, sagten Sie?

GROLL Ja. Die 12. Brigade der 4. Luftlandedivision war damit ausgerüstet. Eine reine Rollstuhlbrigade. Sie wurde erstmals während der Schlacht um Hue während der Tet-Offensive eingesetzt. Eine Eliteeinheit.

TRITT Eine Rollstuhlbrigade?

GROLL *scharf* Sie haben keine hohe Meinung von den Fähigkeiten behinderter Menschen!

TRITT Im Gegenteil!

GROLL Auch das Gegenteil ist eine Diskriminierung.

TRITT Pardon. *Pause.* Eine Rollstuhlbrigade? Das ist kaum zu glauben.

GROLL Weil Sie ein Kleingeist sind.

TRITT Sie werden kaum einen weltoffeneren Menschen finden als mich. Nicht in dieser Stadt!

GROLL *überrascht* Gut.

TRITT Was geschah mit der Rollstuhlbrigade?

GROLL Sie ist verschwunden. Einem Bericht des Armeekommandos zufolge ist die Einheit beim Absprung vom Wind vertrieben worden. Sie landete in einem See, es gab keine Überlebenden. Mit dem Rollstuhl ist schlecht schwimmen. *Tritt hebt abwehrend die Hände.* Stand im Bericht. Gerüchte von Vietnamheimkehrern aber besagen, daß die Einheit geschlossen desertiert ist und jetzt in den Bergen Mittelvietnams ein Ausbildungszentrum für vietnamesische Kriegsopfer betreibt.

TRITT Unglaublich!

GROLL Russische Höhlenforscher berichten, daß Rollstuhlfahrer daran arbeiten, den Ho-Chi-Minh-Pfad zu asphaltieren.

TRITT Ich weiß nicht, was ich von Ihren Aussagen halten soll.

GROLL Ich untertreibe nie.

TRITT Dann zählen die Mitglieder dieser … Rollstuhlbrigade zu den zweitausend vermißten amerikanischen Soldaten?

GROLL Die Angehörigen üben seit Jahren massiven Druck auf die amerikanische Regierung aus.

TRITT Sie wollen, daß militärisch eingegriffen wird!

GROLL Im Gegenteil. Sie fordern eine Normalisierung der Beziehungen zu Vietnam.

TRITT Genug. Woher haben Sie diesen Rollstuhl?

GROLL Ich würde diese Frage gern beantworten. Sie würden die Antwort aber nicht glauben.

TRITT Sie sind sehr zuvorkommend.

GROLL Wenn es die Lage erfordert.

TRITT Darf ich fragen –

GROLL – weshalb ich im Rollstuhl sitze?

TRITT Ich möchte Sie nicht verletzen.

GROLL Das tun Sie nicht. Die Antwort ist: Ich sitze im Rollstuhl, weil ich als Halbwüchsiger in einen Getreidespeicher gefallen bin. Beim dritten Umschaufeln ist es passiert.

TRITT Sie wurden von der Umwälzungsmaschine erfaßt?

Groll nickt.

TRITT Furchtbar.

GROLL Zehn Jahre aß ich kein Brot.

TRITT Das kann ich verstehen.

GROLL Bei dem heimischen Brotangebot fiel mir das nicht schwer.

TRITT Wenigstens haben Sie Ihren Humor bewahrt.

GROLL Ja, wenigstens.

11

Tritt betrachtet Groll prüfend.

GROLL Glauben Sie mir nicht?

TRITT Doch, doch. Ich denke nur über etwas nach. *Faßt sich ein Herz.* Ich arbeite gerade an einem Forschungsprojekt: »Minderheiten zwischen Fremd- und Selbstbestimmung«. Informationen aus erster Hand wären für mich eine große Bereicherung. Ob Sie wohl die Freundlichkeit hätten, mich zu unterweisen?

GROLL Warum nicht? Die höheren Wissenschaften sind unsere Verbündeten im Kampf um mehr Luft.

TRITT Mehr Luft?

GROLL Der Reifen!

TRITT Richtig! Den hätte ich jetzt vergessen.

GROLL Lassen Sie uns ans Werk gehen!

Tritt steckt die Kugeln ein und pumpt, Groll hält das Ventil.

Ein Handikap kommt selten allein

Auf dem Weg zum Einkauf wurde Groll von Tritt überrascht. Mit ausgebreiteten Händen stellte er sich Groll in den Weg.

»Einen wunderschönen guten Tag, geschätzter Groll! Heute sind Sie aber früh unterwegs.«

»Gestern haben sie das Gegenteil gesagt«, erwiderte Groll, der es eilig hatte und an Tritt vorbeifahren wollte.

»Da traf ich sie ja in der dunkelsten Nacht!« rief Tritt und blockierte Groll neuerlich.

»Ist das alles, was Sie mir mitteilen wollen?«

»Natürlich nicht. Ich wollte mit Ihnen reden.«

»Ich habe keine Zeit«, sagte Groll und hob den auf seinen Schenkeln ruhenden Einkaufskorb in die Höhe. »Der Konsum macht in wenigen Minuten Mittagspause.«

»Es dauert nicht lange!« sagte Tritt. »Ich helfe Ihnen auch nachher beim Einkauf.«

»Fünf Minuten, und Sie lassen mich alleine einkaufen«, sagte Groll und stellte den Korb neben den Rollstuhl.

»Einverstanden!« Tritt war erleichtert. »Haben Sie etwas dagegen, wenn ich mich auf diese Bank hier setze?«

»Ja. Es würde zu lang dauern.«

»Also gut«, antwortete Tritt und holte tief Atem. »Wie Sie wissen, beschäftige ich mich mit der Erforschung von sozialen Techniken.«

»Weiter!«

»Derzeit arbeite ich an einer Studie über die sprachliche Diskriminierung von Randgruppen.«

»Weiter!«

»Ich dachte, daß Sie als Betroffener ein Experte auf diesem Gebiet sein müßten.«

»Weiter!«

»Geschätzter Groll! Sie als behinderter Mensch empfinden sich doch zuallererst als Mensch und erst in zweiter Linie als behindert.«

»Weiter!«

»Wer einige Jahre lang gelernt hat, morgens mit dem Rollstuhl aufzustehen, findet dabei nichts Besonderes.«

»Weiter! Machen Sie es nicht so spannend.«

»Das Rollen ins Bad ist für Sie doch ebenso alltäglich wie das Reinigen der Brille für einen Brillenträger. Das Alltagsleben behinderter Menschen ist also außergewöhnlich unspektakulär.«

»Außergewöhnlich unspektakulär«, bestätigte Groll.

»Aus diesem Grund sind behinderte Menschen auch zu Recht ungehalten, wenn ihr Spezifikum, die –«

»– differentia invalidis! –«

»– die körperliche oder geistige Beeinträchtigung zum Etikett der Gesamtperson gemacht wird.«

»Sind Sie schon einmal mit einem Rollstuhl aufgestanden?« fragte Groll.

»Ich bin ja kein Rollstuhlfahrer«, erwiderte Tritt. »Aber ich kann mich geistig in die Lage eines Rollstuhlfahrers versetzen.«

»Mir geht es umgekehrt«, sagte Groll. »Ich kann mich nicht nur körperlich nicht in Ihre Lage versetzen.«

Tritt überging diese Bemerkung mit Schweigen.

»Habe ich Sie verletzt?« fragte Groll.

»Die Sprache stellt die ihr zugrunde liegenden Gedanken aus«, sagte Tritt, jedes Wort betonend. »Dies gilt insbesondere für unbewußte Bewertungen, für in Worte gekleidete Vorurteile.«

»Ich widerspreche Ihnen nicht.«

»Je nach dem Stand des historischen Entwicklungsniveaus einer Gesellschaft werden körperlich oder geistig beeinträchtigte Menschen mit unterschiedlichen Begriffen belegt«, fuhr Tritt fort. »Behinderte Brötchen sozusagen«, sagte Groll. »Auf polnisch: Trzesniewski.«

So heiße ein Sandwicherzeuger in der Wiener Innenstadt, meinte Tritt. Was für ein Zufall, entgegnete Groll. Polnisch verstehe er nicht, sagte Tritt, im angelsächsischen und skandinavischen Raum jedoch würden Behinderte als disabled oder handicapped charakterisiert.

»Und das ist ein Fortschritt?« fragte Groll.

»Und ob!« rief Tritt. »Bedenken Sie doch, das lateinische invalid wird in diesen Ländern nur von Schwachsinnigen –«

»– Schwachsinnige?« unterbrach Groll.

»– oder Hohlköpfen –« fuhr Tritt fort.

»– Hohlköpfe?«

»– Pardon! Von grobschlächtigen und stumpfhirnigen Menschen verwendet.«

»Stumpfhirnige Menschen?«

»Sie wissen, was ich meine«, sagte Tritt schnell. »Die weltoffenen Skandinavier und Nordamerikaner lehnen es ab, Bürger als unwert oder nicht gültig zu bezeichnen. Diese Staaten erfreuen sich eben einer in Behindertenfragen unbelasteten Geschichte!«

»Vor allen Dingen erfreuen sie sich des Meeres«, erwiderte Groll. »Wenn sich der Blick nicht wie in Mitteleuropa im Bekannten verliert, ist das schon ein ungeheurer Vorteil. Binnenvölker sind eine fürchterliche Bedrohung, vor allem für sich selber. Die Einlösung der aufklärerischen Forderung ›Weg mit den Alpen, freien Blick aufs Meer!‹ wird mit jedem Tag dringlicher. Sicher ist es kein Zufall, daß die Grünen davon nichts wissen wollen.«

»Verschonen Sie mich mit Ihren politischen Einschätzungen!« rief Tritt. »Sie hängen einem reinen Eskapismus an.«

»Priapismus!« korrigierte Groll.

»Was soll das sein?«

»Ein medizinischer Fachausdruck für schmerzhafte Dauererektion. Steifer Eskapismus, wenn Sie so wollen. Eine unter Querschnittgelähmten weit verbreitete nervöse Störung. Der Ausdruck selbst geht auf den phrygischen Gott Priapos zurück, angeblich ein Sohn Aphrodites. Er wird meist als häßlicher Satyr mit riesigen Genitalien dargestellt. Bekannt ist die Geschichte vom Wettstreit des Priapos mit einem Esel, der stolz auf die Kraft seiner Lenden war. Es ging darum, wer von den beiden die größeren Genitalien besitzt. Der Esel gewann, und Priapos schlug ihn mit einem Stock tot. Priapos galt auch als Gott der Ziegen und Schafe. Am Hellespont wurde er vor allen anderen Göttern verehrt.«

»Vielen Dank für die Belehrung«, sagte Tritt. »Ich bin kein Mediziner, ich bin Sozialwissenschaftler, ich kann mitfühlen. Zum Beispiel erblicke ich in der Ersetzung des Begriffes disabled durch den präziseren der handicapped person einen Fortschritt;

drückt sich doch in disabled die historische Überlebtheit der lateinischen Sprache aus. To be able to heißt soviel wie imstande sein, etwas zu tun, to be unable meint: nicht imstande sein, etwas zu tun.« Er hielt inne.

»Sprechen Sie weiter!« sagte Groll.

»Die dem Lateinischen entspringende Vorsilbe dis aber wirkt in diesem Konnex diskriminierend.«

»Deshalb wird sie auch entsprungen sein«, murmelte Groll.

»Denken Sie nur an: disqualifiziert, diskriminiert –«

»– Diskothek!«

»Was meinen Sie damit?« fragte Tritt. »Die Vorsilbe dis heißt soviel wie trennen, gegen, zwischen, nicht.«

»Diskothek heißt also ins Deutsche übersetzt: kein Kot-eck. Also: kein Klo! Das Gegenteil einer öffentlichen Bedürfnisanstalt. Musik statt Wasserspülung.«

»Um Himmels willen! Ich wußte nicht, daß Sie so weltfremd sind. Waren Sie denn noch nie in einer Diskothek?«

»Kennen Sie eine Diskothek, die rollstuhlgängig ist und die darüber hinaus auch ein Behinderten-WC aufweist?« erwiderte Groll scharf.

Ebenerdig gelegene Diskotheken gebe es zur Genüge, antwortete Tritt. Besonders auf dem Land. Behindertengerechte Toiletten habe er dort aber noch nie gesehen.

»Sehen Sie!« rief Groll triumphierend. »Ich auch nicht.«

»Aber Sie waren ja gar nicht dort!«

»Weil es keine Behindertentoiletten gibt. Kennen Sie nicht den Schlachtruf der Rollstuhlkomantschen?«

»Nein«, sagte Tritt. »Wie lautet er?«

»Kot, wo ist dein Sieg?«

Tritt hob abwehrend die Hände. »Sie sind ein Zyniker. Ich verabscheue den Zynismus. Er ist eines Menschen nicht würdig. Zyniker kehren ihre Verletzungen gegen die Welt, sie sind engherzig und engstirnig. Ich glaube, aus Ihnen spricht die Verbitterung über Ihre Lage.«

»Sie haben recht. Ich stehe vor einem Handikap«, bestätigte Groll.

Der Begriff handicapped sei interessant, warf Tritt ein. Er drücke aus, daß die solcherart bezeichneten Menschen ein Handikap, einen Nachteil, erleiden. Dieser Begriff sei seiner Meinung nach der präziseste.

»Wäre ich an Ihrer Stelle, ich würde es vorziehen, zur Kennzeichnung meiner Person I am handicapped! anzugeben.«

»Sie schon!« lachte Groll.

»Wie unpräzise und entwürdigend erscheint doch hier die deutsche Phrase: Ich bin behindert. Drückt sie doch den gesellschaftlichen Nachteil als persönliches Defizit aus! Richtiger wäre es zu sagen: Ich werde behindert.«

»In der Tat«, sagte Groll.

»Worauf der Gesprächspartner antworten würde: Von wem?«

»Worauf ich replizieren würde: Von Ihnen!« sagte Groll.

»Worauf ich wiederum sagen würde, von Ihnen, weil Sie offensichtlich nicht verstanden haben, worauf ich hinauswill«, sagte Tritt. »Womit die Geschichte der Annäherung Nichtbehinderter an Behinderte –«

»– um ein Scharmützel reicher –«

»– aber nicht fortgeschrittener wäre«, vollendete Tritt.

»Dem Himmel sei Dank!« sagte Groll ernst.

»Wofür?«

»Wissen Sie, was passiert, wenn die Geschichte einer Annäherung fortschreitet?«

Tritt überlegte kurz. »Ideal wäre es«, sagte er, »ließe sich der Begriff handicapped person ins Deutsche übertragen. Nein! Es ist unmöglich. Die genaue Übersetzung müßte nämlich ›benachteiligte Person‹ lauten. Die Verwendung dieses Begriffs aber würde –«

»– mit einem Blutbad enden –«

»– sprachlich von den Mitbürgern nicht akzeptiert«, erwiderte Tritt.

»Meine Worte«, sagte Groll.

Tritt gab nicht auf. »Schnell würden Sozialkybernetiker mit dem Hinweis auftreten, daß auch andere Bevölkerungsgruppen benachteiligt werden. Aus diesem Grund erscheint die Verwendung des Begriffs ›Benachteiligter‹ zur Bezeichnung behinderter Bürger ungeeignet. Der Begriff hat eben zu wenig Trennschärfe.«

»Was?«

»Zu wenig Trennschärfe! Man kann zwar einwerfen, daß dieses

Problem auch im Englischen besteht. In den USA erleben ja nicht nur behinderte Menschen ein Handikap. Viele Minderheiten werden dort diskriminiert, denken Sie nur an ethnische Minderheiten.«

»Frauen!« rief Groll.

»Frauen sind keine unterdrückte Minderheit. Frauen bilden in allen Industriestaaten die Mehrheit der Bevölkerung«, erklärte Tritt.

»Ethnisch?« fragte Groll.

»Den Sexus betreffend!« sagte Tritt scharf. »Die Amerikaner finden sich aber mit der mangelnden Trennschärfe des Begriffes handicapped person ab. Im Deutschen ist das aber nicht möglich, denn im Deutschen ist Trennschärfe gefragt.«

Woraus man ersehen könne, daß die historische Borniertheit einer Sklavenhaltersprache durch die einer kriegerischen Stammesgesellschaft nicht ausgestochen werde, entgegnete Groll. Aber das Englische sei mit dem Deutschen eng verwandt, warf Tritt ein. Dieser Umstand erkläre ja auch dessen Begrenztheit, erwiderte Groll. Die Nachteile dieser Verwandtschaft würden durch die Aufnahme indianischer und afrikanischer Idiome ins Amerikanische nur zum Teil wettgemacht. Daraufhin fragte Tritt Groll, ob er schon einmal in Amerika gewesen sei. Groll verneinte. Tritt wollte wissen, warum. Groll erwiderte, es gebe in den USA zuviel Deutsche.

»Schauen Sie sich nur die führenden Politiker an: Eisenhower, Sonnenfeld, Kissinger, Busch, Schwarzkopf, Gingrich.«

»In Wien leiden Sie unter diesem Problem nicht?«

»Doch«, erwiderte Groll. »Aber in Wien wird etwas dagegen getan.«

»Vom Bürgermeister?« fragte Tritt.

»Nein, von den Italienern, den Polen und den Rumänen. Sie verteidigen Wien gegen die Deutschen. Die Italiener verschanzen sich in der City, die Polen in den Vorstädten, und die Rumänen kontrollieren die Donau.«

»Wie das?«

»Nahezu die gesamte rumänische Donauflotille liegt in Österreich auf Reede«, erklärte Groll. »Die serbische Regierung verlangt sechstausend Dollar pro Passage, zu teuer für die Rumänen. Und Frachtaufträge gibt es für die Rumänen nicht, seit die Ungarn mit Dumping-Preisen den Markt ruinieren. Aus diesem Grund rostet die größte Flotte aller Donaustaaten an österreichischen Gestaden, und die bedauernswerten Schiffer sind gezwungen, um Brot und Schiffsdiesel zu betteln.«

»Und die Polen, Ungarn und Tschechen?« wollte Tritt wissen.

»Hilfstruppen der Rumänen«, entgegnete Groll. »Wie die Ukrainer.«

»Ich habe den Eindruck, daß ich mit Ihnen meine Zeit vergeude«, sagte Tritt resignierend.

»Ich auch«, sagte Groll und griff nach dem Einkaufskorb.

»Ihnen ist es offensichtlich völlig egal, daß Sie durch Worte diskriminiert werden!« rief Tritt. »Lassen Sie sich aber gesagt sein: Wer die Gesellschaft ändern will, muß mit der Sprache beginnen!«

»Ich gebe Ihnen recht«, erwiderte Groll. »Vor Jahren reiste ich mit dem Auto nach Berlin. An der deutsch-deutschen Grenze trat ein verdienter Zollbeamter der DDR an den Wagen, salutierte, blätterte in den Reisepässen, maß meine Gefährtin und mich mit strengem Blick und fragte dann in röhrendem Sächsisch: ›Wer von Ihnen ist denn nun schwerbeschädigt?‹«

»Sehen Sie!« rief Tritt. »Die Sprache bringt es an den Tag. Die DDR ist nicht ohne Grund untergegangen!«

»Ja«, sagte Groll. »Sie hatte zuwenig Trennschärfe.«

»Die Existenz zweier Deutschlands war wider die Natur«, sagte Tritt.

»Das mag sein«, entgegnete Groll. »Die Natur ist bekanntlich blind.«

Tritt schüttelte den Kopf. »Geschätzter Groll, Sie leben zu sehr in der Vergangenheit.«

»Irrtum!« rief Groll. »Ich lebe im Verfremdungseffekt.«

»Egal«, wehrte Tritt ab. »Sie müssen den Blick dennoch nach vorn wenden.«

»Verehrter Magister, genau das tue ich!«

»Und? Was sehen Sie da?«

»Ich sehe die Filialleiterin des Konsum, sie schließt gerade die Eingangstür ab«, sagte Groll bitter.

Groll trinkt Nordhäuser Doppelkorn

In der »Sächsischen Bierschenke« am Alexanderplatz saß Groll auf einem Barhocker und verfolgte aufmerksam das Absinken des Bierschaums in zwei frisch gezapften Gläsern. In der einen Hand hielt er ein Glas Korn, mit dem Ellbogen der anderen stützte er sich am Tresen ab. Den linken Fuß hatte er auf das gewendete Sitzkissen seines Rollstuhls gestellt, sodaß der an der Wand hängende Elektrostrahler sein Bein besser wärmen konnte.

Groll war erschöpft; er hatte um die Mittagszeit ein Taxi in den Westen der Stadt, zum Kurfürstendamm, genommen, und war dann den weiten Weg vom »Kaufhaus des Westens« bis zum Alexanderplatz gerollt. Er hatte sich in den Kopf gesetzt, die wiedervereinigte Stadt am eigenen Leib zu begreifen, und nichts eignete sich seiner Meinung nach besser dazu, als die Greifräder seines Rollstuhls.

Vom Kurfürstendamm kommend, war er in die »Straße des 17. Juni« eingebogen, hatte den Landwehrkanal überquert, in den die Freikorps während der Wendetage im Jänner 1919 die Leiche von Rosa Luxemburg gekippt hatten, und war dann, ihm schien für Stunden, über eine trostlose Wüstung namens »Pariser Platz« gerollt. Als er durch das Brandenburger Tor in den Ostteil der Stadt einfuhr, hatte die Dämmerung bereits eingesetzt – das Reichstagsgebäude war nur schemenhaft zu erkennen.

Dort, wo vor Jahresfrist noch die Mauer stand, hatte ihn ein dunkelhaariger Junge angesprochen, er sei bestohlen worden und traue sich nicht nach Hause, ob Groll nicht zehn Mark übrig habe? Groll verneinte, schlug dem Jungen aber ein Geschäft vor, welches ihm zwanzig Mark eintragen würde. Der Junge erwiderte, er mache keine Geschäfte mit Rollstuhlfahrern, er würde Groll aber gern einen Gefallen erweisen, vielleicht könne er ihn ein Stück schieben. Groll willigte ein, und so fuhren die beiden an der Botschaft der früheren Sowjetunion vorbei, die Straße

»Unter den Linden« hoch, passierten die Humboldt-Universität, in deren Hof die Nazis einst jene Bücher verbrannt hatten, deren Leser später an die Reihe gekommen waren, und rasteten dann kurze Zeit vor dem Museum für Deutsche Geschichte. Neben dem mit Brettern verbarrikadierten Eingang hing ein Plakat, es zeigte eine Mumie, deren Bandage aufgegangen war, und auf der Brust der Mumie stand in roten Lettern: DDR.

Als sie an der Karl-Liebknecht-Straße angelangt waren, verabschiedete sich der Junge. Er erklärte Groll, er müsse seinen Bruder besuchen, dieser liege auf den Tod krank im Spital, er wolle ihm Blumen mitbringen. Daraufhin bat Groll den Jungen, zwanzig Mark von ihm anzunehmen, das Geld sei für die Blumen. Der Junge dankte ihm im Namen seines Bruders und lief zurück.

Groll kam dann am Palast der Republik vorbei; der Palast war versiegelt, und in seiner Glasfassade spiegelte sich der Berliner Dom. Auf einen Brückenpfeiler des Spree-Kanals hatte ein Unentwegter die Losung »Heraus mit dem wahren Sozialismus!« gesprüht. Da erinnerte Groll sich an eine merkwürdige Begebenheit, in der ein Abteilungsleiter im Wiener Wirtschaftsministerium die Hauptrolle spielte.

Die Aufgabe des Beamten bestand in der Archivierung von Außenhandelsstatistiken. Eines Tages verspürte er den bohrenden Wunsch, die Welt hinter den archivierten Statistiken zu ergründen, und er machte sich daran, jene Länder kennenzulernen, die in den Statistiken nie aufschienen, er nannte sie »die Staaten des wahren Afrika«. Er kaufte einen Geländewagen, ließ sich in Triest einschiffen und ging in Tanger an Land. Voller Ungeduld durchquerte er Marokko und legte dann in der Steinwüste Tausende Kilometer auf abenteuerlichen Pisten zurück. Eines Tages fand er sich in der sonnenverbrannten und menschenleeren Sahelzone wieder. Auf der Suche nach Wasser stürzte er mit dem Auto in ein Wasserloch, wurde von Einheimischen geborgen, in eine Missionarsstation gebracht und von dort über die Hauptstadt eines Landes, das nie in den Handelsstatistiken aufscheint, nach Wien ausgeflogen. Seither galt der Beamte als Afrikakenner, und er mehrte in der Folge diesen Ruf durch launige Vorträge über Schwarzafrika im Lichte der Außenhandelsstatistik, was ihm bald eine Berufung an die Wirtschaftsuniversität eintrug.

Groll wunderte sich, warum ihm diese Geschichte im Zentrum Ostberlins in den Sinn kam. Er wurde sehr nachdenklich, und wie immer, wenn er über Welträtsel nachdachte, verspürte er Durst.

So war er in der »Sächsischen Bierschenke«, einem rundum verglasten Kiosk im Schatten der S-Bahn, gelandet.

Heftiger Regen hatte eingesetzt, und nach den ersten Gläsern Korn wünschte Groll, daß der Regen nie aufhören möge. Er hatte sich für den Abend viel vorgenommen, er wollte herausfinden, wieso die Stadt, deren Wiedervereinigung ja amtlich war, auf ihn den Eindruck machte, als sei sie gespalten wie seit ehedem, als sie auf der einen Seite der Mauer noch »Berlin, Hauptstadt« und auf der anderen »der freie Teil« genannt wurde.

Ein großer, hagerer Mann mit einem Adolphe-Menjou-Bärtchen trat ins Lokal, entledigte sich seines durchnäßten Mantels und stieß einen Freudenschrei aus. Es war Tritt, jener Wiener Soziologe, den Groll anläßlich einer Feldstudie über die psychopathogene Verfassung behinderter Frührentner kennengelernt hatte. Tritt war außer sich vor Freude, er ruderte mit seinen langen Armen durch die Rauchschwaden und kam auf Groll, der ihn verwundert ansah, zu.

»Welch glücklicher Zufall! In einer Weltstadt, noch dazu einer wiedervereinigten, einen lieben Freund zu treffen, ist ein Geschenk des Himmels! Geschätzter Groll, was führt Sie denn nach Berlin?«

Groll antwortete, das wisse er selber nicht, vielleicht könne er in zwei Stunden mehr sagen. Im übrigen habe er vor, sich in Ruhe zu betrinken.

Sofort war Tritt bei ihm. »Aus welchem Grund? Vielleicht kann ich Ihnen helfen, machen Sie Ihrem Herzen Luft!«

Groll trank ein Glas Bier in einem Zug aus. Der Wirt füllte das Glas sofort nach.

»Ich bin Teilnehmer an einem Kongreß über die psychosozialen Auswirkungen der Einheit, der Kongreß findet an der Freien Universität in West-Berlin statt. Morgen halte ich ein Impulsreferat«, verkündete Tritt stolz.

»Oh«, sagte Groll.

»Wenn ich nicht bald etwas zu trinken bekomme, verdurste ich! Seit Stunden suche ich nach einer Kneipe«, Tritt senkte die Stimme, »Ostberlin ist ja noch genauso trostlos wie vor der Wende! Aber jetzt hat der Dürstende die Quelle gefunden!« Er setzte sich neben Groll auf einen Barhocker.

»Der Stuhl ist besetzt«, sagte Groll.

Tritt sprang auf. »Von wem?«

»Vom Rollstuhl«, antwortete Groll, »es ist der Platz des Rollstuhls. Ich achte die alten Bräuche und trinke niemals allein. Es wäre schön, wenn Sie das akzeptieren könnten.«

Tritt faßte sich schnell. »Jetzt verstehe ich auch, wieso Sie zwei Glas Bier vor sich haben! Wie kommt es aber, daß nur ein Glas Korn auf dem Tresen steht? Hat der Rollstuhl seinen Schnaps schon getrunken?« Tritt lachte herzlich über den Witz.

Groll wartete, bis Tritt sich beruhigt hatte. »Wir trinken Nordhäuser Doppelkorn, daher genügt ein Glas.«

»Sind Sie sicher, daß Sie den Rollstuhl nicht vermenschlichen?« fragte Tritt und warf begehrliche Blicke auf den Barhocker.

Groll entgegnete, daß der Rollstuhl sich dagegen verwahren würde. Tritt rückte näher an Groll heran. Er solle sich endlich setzen, sagte Groll, er sei es leid, daß ihm die Sicht auf den Alexanderplatz verstellt werde. Dabei wies er hinter sich. Tritt nahm im Rücken Grolls auf einem Barhocker unmittelbar neben der Tür zur Toilette Platz. Groll wandte sich wieder dem Bier zu. Tritt versuchte mit dem Barhocker näher an Groll heranzurücken. Groll wies ihn zurecht und orderte ein Bier und einen Nordhäuser für den Herrn in seinem Rücken. Tritt protestierte, er trinke niemals Schnaps. Er fragte den Wirt, ob er auch Fruchtsäfte ausschenke. Groll antwortete anstelle des Wirts, dies sei für einen marktwirtschaftlich geführten Gastronomiebetrieb eine Selbstverständlichkeit; besonders empfehlenswert aber sei ein Fruchtsaft namens »Nordhäuser Doppelkorn«. Bekanntlich habe ja der westdeutsche Fruchtsaftkonzern Eckes den VEB Spirituosenkombinat Nordhausen aufgekauft, wenn er, Tritt, unvoreingenommen an die Sache herangehe, werde er feststellen, daß es sich bei dieser Essenz keinesfalls um Schnaps, sondern um einen bekömmlichen Fruchtsaft handle. Schließlich baue Wartburg-Eisenach, die vom General-Motors-Konzern übernommene Automobilfabrik, ja auch keine Wartburgs mehr.

Der Wirt stellte das Verlangte vor Tritt ab. Dieser griff sogleich zum Schnaps. »Ich habe zwar keine Ahnung, was Sie mit diesem Vergleich sagen wollen, doch um des lieben Friedens willen beuge ich mich ihrer verqueren Logik.« Er trank das Glas aus.

Groll erwiderte, es gehe bei diesem Vergleich nicht um Logik, sondern um Dialektik, es handle sich dabei um ein kompliziertes Verhältnis. Im übrigen sei es ein Spiegelbild ihrer beider Beziehung, nämlich eine durch fortgesetzte Abstoßung stets erneuerte Symbiose. Groll orderte einen Extra-Korn für den Herrn im Rücken, der Wirt führte die Bestellung umgehend aus.

Tritt war ratlos. »Ich bin zu müde, um Ihnen zu widersprechen. Außerdem sitze ich sehr beengt. Wenn jemand unbedacht aus der Toilette tritt, habe ich die Tür im Kreuz!«

Groll beruhigte ihn, das sei völlig ausgeschlossen. Die DDR-Bürger seien bescheiden und rücksichtsvoll und pflegten den Gemeinschaftssinn. Ihr Betragen unterscheide sich grundlegend von dem der Westdeutschen. Groll prostete dem Wirt zu.

Da flog die Tür zur Herrentoilette auf und traf Tritt ins Kreuz. Mit einem Aufschrei rutschte er vom Hocker, konnte aber im letzten Moment einen Sturz dadurch verhindern, daß er sich an einem Spielautomaten abstützte. Ein hünenhafter Mann kam durch die Tür und ging fröhlich pfeifend an Tritt vorbei zum Ausgang. Tritt war fassungslos. Was denn dieses Verhalten zu bedeuten habe?

Groll sagte ruhig, das sei die Wende. Tritt solle es historisch nehmen, er habe ohnehin Glück gehabt, vor der Wende sei an dieser Stelle kein Spielautomat gestanden.

Tritt stürzte seinen Korn hinunter. »Ich werde mich ganz klein machen, vielleicht werde ich dann übersehen!«

»Das ist ein schwerer Irrtum, verehrter Magister! Sie blamieren sich vor der Geschichte, wenn Sie glauben, sich am Alexanderplatz verstecken zu können. Sie befinden sich auf historischem Boden, jedes Bauwerk kündet hier von deutscher Größe, und da wollen Sie sich verstecken! Treten Sie ans Licht, Soziolog, und trinken Sie ihr Bier aus!«

Tritt gehorchte, der Wirt eilte herbei und schickte sich an, das Glas nachzufüllen, Tritt versuchte den Wirt abzuwehren, worauf der ihn anherrschte, er solle sich anständig benehmen. Tritt schoß das Blut ins Gesicht, und der Wirt füllte das Glas auf.

Er habe ja nichts gegen deutsche Größe einzuwenden, jammerte Tritt, er verstehe nur nicht, warum sie für andere so schmerzvoll sein müsse. Jedenfalls sei er vom Osten ehrlich enttäuscht, habe er doch geglaubt, die DDR sei anders gewesen.

»Das war sie auch, und zwar deshalb, weil die DDR die Geschichte an ihrer Seite wußte, ein Vorzug, den noch nie ein Staat im deutschen Sprachraum für sich ins Treffen führen konnte!« Groll sagte dies so laut, daß der Wirt es hören mußte.

Tritt ließ nicht locker: »Ich bin es nicht gewohnt, daß man mir den Rücken zuwendet. Glauben Sie nicht auch, daß sich eine bessere Sitzordnung vorstellen läßt?«

Groll antwortete, er könne sich nicht umdrehen, sonst falle er vom Hocker, er sitze so, wie der Wirt ihn plaziert habe, sie seien in der DDR, Tritt solle sich von der Leuchtreklame am Fernsehturm – Tritt buchstabierte laut die Namen »Bayernbank, Commerzbank, Westfalenbank« – nicht täuschen lassen, und in der DDR werde der Gast eben im Lokal plaziert. Dies sei auch der einzige Weg, um die Raumaufteilungskompetenz der Dienstleistungsbrigade zur Entfaltung zu bringen.

»Ich habe vor Jahren in Frankfurt an der Oder eine denkwürdige Erfahrung mit der DDR-Gastronomie gemacht«, sagte Groll. »Damals besuchte ich mit meiner Freundin das erste Haus am Platz, die HO-Gaststätte 2. Klasse ›Völkerfreundschaft‹. Die Gaststätte liegt unmittelbar neben der ›Brücke der Völkerfreundschaft‹, die über die Oder in die Volksrepublik Polen führt und damals gesperrt war. In der Gaststätte wurden wir im finstersten Winkel des Schankraums plaziert, und das, obwohl wir die einzigen Gäste waren. Meine Freundin wollte schon Einspruch erheben, ich habe ihr aber sofort das Wort abgeschnitten, und es zeigte sich bald, daß ich richtig gehandelt hatte.«

»Inwiefern?« Tritt rückte wieder näher.

»Der verdiente Kellner der HO-Gaststätte ›Völkerfreundschaft‹ reichte uns die Speisekarte und ließ uns für das Studium derselben eine gute Stunde Zeit. Das war nicht zu wenig, denn das

Angebot aus zwei Vor- und drei Hauptspeisen machte die Auswahl schwer, und wirklich brauchten meine Freundin und ich eine gute Stunde, bis wir uns nach zähen Verhandlungen auf eine Speisenfolge geeinigt hatten.«

Tritt warf mit süffisantem Unterton ein, Grolls Verhältnis zu seiner Begleiterin dürfte nicht unkompliziert gewesen sein.

Es sei, antwortete Groll, den Umständen entsprechend, auf der Höhe der zivilisatorischen Standards gewesen, und er ersuche Tritt dringend, zweideutige Anspielungen zu unterlassen.

Tritt beeilte sich, Groll zu versichern, daß er nicht anzüglich habe sein wollen, es sei ihm nur darum gegangen, auf die Umstände hinzuweisen.

»Das haben Sie hiermit getan, und ich ersuche Sie in Ihrem eigenen Interesse, keine Wiederholung folgen zu lassen.«

Nach einer kurzen Pause fuhr Groll fort.

»Tatsächlich waren die Umstände schwierig, denn an der Stirnwand der Gaststube ›Zur Völkerfreundschaft‹ waren drei Spruchbänder angebracht, wir verstanden jetzt auch, warum wir im hintersten Winkel des leeren Lokals plaziert worden waren: weil man von dort freie Sicht auf die Losungen hatte, deren erste: ›Unser Kampfziel: Das kulinarische Wohl der Arbeiterklasse!‹, deren zweite: ›Unverbrüchliche Freundschaft mit dem sowjetischen Heldenvolk, ein Herzensanliegen der Werktätigen im Dienstleistungssektor!‹ und deren dritte: ›Schrittmaß '30: Unsere Maxime zur allseitigen Stärkung der DDR!‹ lautete.«

Groll solle ihn nicht zum Narren halten, bat Tritt.

»Das liegt mir fern«, antwortete Groll. »Wir schrieben das Jahr 1978; die DDR feierte ihren dreißigsten Geburtstag, und die Losung ›Schrittmaß '30‹ zierte das ganze Land.«

Der Wirt reichte den beiden zwei Teller mit Erdnüssen. Groll erklärte Tritt, er müsse die Schalen auf den Boden werfen, der Wirt sehe darin ein Zeichen demokratischer Freiheit. Daraufhin warfen beide die Schalen demonstrativ auf den Boden. Der Wirt nickte ihnen erfreut zu.

Tritt war erstaunt. »Früher hätte sich das sicherlich niemand getraut!«

»Die Staatssicherheit wäre unverzüglich eingeschritten«, pflichtete Groll ihm bei.

Tritt rückte wieder näher. Wie denn das Essen in Frankfurt an der Oder gewesen sei?

»Den Umständen entsprechend. Der verdiente Kellner näherte sich unserem Tisch, hörte sich aufmerksam unsere Bestellung an und sagte dann, es gebe nur Serbischen Hackfleischbraten mit Dillsauce auf Blumenkohl. Wir sind seiner Empfehlung gefolgt und haben das auch nicht bereut.«

»Tatsächlich?«

»Der Hackfleischbraten entpuppte sich als norddeutsche Version von Cevapcici; aber anstatt mit Paprika waren die gerollten Fleischstücke mit vietnamesischem Sensal Prabang gewürzt, dieses Gewürz war infolge Völkerfreundschaft damals in der ganzen DDR verbreitet – Sie erinnern sich daran, daß Vietnam zu dieser Zeit mit China im Krieg lag und daß die DDR den überfallenen Vietnamesen großzügig Hilfe leistete –, das Gewürz hat die Eigenschaft, daß es für einige Minuten das Geschmackszentrum lahmlegt, bei älteren Personen beeinträchtigt es auch das Orientierungsvermögen, weshalb dann auch die Völkerfreundschaft in diesem Punkt etwas zurückgenommen werden mußte.«

»Aber Sie waren mit dem Essen zufrieden!«

»Durchaus! Wir bestätigten dies auch dem Kellner, als er uns aus dem Lagerraum befreite, in dem wir uns nach Begleichung der Rechnung verlaufen hatten.«

Ein Mann ging an Groll vorbei Richtung Herrentoilette; als er auf Tritts Höhe angelangt war, rülpste er diesem kräftig ins Gesicht.

Daraufhin erklärte Groll, dies seien die Früchte der neuen Zeit, als Soziologe werde Tritt dafür Verständnis haben, daß Menschen, die ihr lange entwöhnt waren, sich erst in die Freiheit einüben müßten.

Tritt sagte leise, er werde sich Mühe geben.

»Die neue Freiheit hat auch ihre guten Seiten, ich habe dies gestern erst gesehen, als ich einen Freund in Marzahn, das ist ein beschaulicher Flecken kultivierten Lands am Ostrand der Stadt, besuchte.«

Tritt schrie auf, Marzahn sei das berüchtigtste Neubauviertel der ganzen Republik, eine Hochburg der Kriminalität und der Verwahrlosung! Er habe Fernsehreportagen über die dort vorherrschenden unfaßbaren Zustände gesehen.

Groll antwortete, er sehe nicht fern; außerdem kenne er Poysdorf im Herbst. Tritt fragte mit bittender Stimme, was denn Poysdorf mit Marzahn zu tun habe?

»Poysdorf gilt als das Herz der österreichischen Champagne«, Groll sprach »Champagne« mit großer Wärme aus, »der größte heimische Sektproduzent besitzt dort Dutzende Weinberge. Die halbe Stadt arbeitet in den Kellereien; die Väter rütteln am Rüttelpult, die Frauen sortieren Trauben, Kinder und Alte verscheuchen die Vögel in den Rieden. Und im Herbst, wenn der junge Wein stürmt und alle davon trinken, verwandelt sich Poysdorf in den ersten Vorhof der Hölle!«

»Und dort fühlen Sie sich wohl?«

»In Poysdorf gelte ich als Staatsgast.«

»Aber Marzahn ist nicht das Weinviertel; Marzahn ist: Dschungel der Großstadt, metropolitane Eiterbeule, mit einem Wort: sozialistisches Erbe!« Tritt war empört.

Groll wartete eine Weile mit der Antwort: »Sie haben nicht unrecht. Als ich mit meinem Fahrer Andrej die Lenin-Allee stadtauswärts fuhr und alle paar Meter ausgebrannte und abgewrackte Autokadaver die Straße säumten, beschlich auch mich ein eigenartiges Gefühl.«

»Woher stammten die vielen Autowracks?«

»Mein Chauffeur, ein Rehabilitationspädagoge, der wegen seiner Mitgliedschaft in der PDS gekündigt worden war, erzählte mir, daß die DDR-Bürger mit den neuen, stärkeren Westautos noch nicht zu Rande kommen«, antwortete Groll, »außerdem üben sie sich verbissen darin, noch rücksichtsloser zu fahren als die Westdeutschen, doch das ist gar nicht einfach und endet nicht selten mit einem Totalschaden. Die Müllabfuhr ist mit den Wracks heillos überfordert.«

Tritt witterte eine Finte: »Sie sprechen von der Lenin-Allee? Ich war der Meinung, daß die Straßen allesamt umbenannt werden?«

»So ist es auch. Die Namensänderungen kosten viele Millionen Mark, die Neubürger müssen nicht nur ihre Visitenkarten neu drucken lassen, was immerhin zum Aufschwung der Wirtschaft beiträgt, sie müssen sich auch an die Namen irgendwelcher Nazigrößen oder Krautjunker gewöhnen. Die Lenin-Allee aber wird ihren Namen noch länger tragen; sie führt durch vier Stadtbezirke, und der Bezirk Friedrichshain widersetzt sich standhaft der Umbenennung.«

»Sie erwähnten, Ihr Fahrer sei arbeitslos. So ist es also wahr, daß PDS-Mitglieder reihenweise gekündigt werden? Ich dachte, das sei SED-Propaganda!«

»So ist es! Und die SED-Propaganda hat in dem Punkt: was geschieht, wenn die Mauer fällt, sträflich untertrieben. Das ist eben der Lauf der Dinge, wenn die Staatsführung der eigenen Propaganda mißtraut – der politische Bankrott ist nicht mehr abzuwenden. Andrej erzählte mir, daß er 1985 aus der SED ausgetreten ist, um einem Ausschluß zuvorzukommen. Und wissen Sie, warum?«

»Weil er Dissident war?«

»Nein, weil er Kommunist war. Eine Mitarbeiterin der Rehabilitationseinrichtung, es handelte sich um ein Institut, das überwiegend Kinder betreute, hatte sich in einen Niederländer verliebt und stellte einen Ausreiseantrag, der nach langen Verhandlungen auch genehmigt wurde. Die Frau stand bei den Kollegen, die meisten überzeugte Kommunisten, menschlich und politisch im besten Ruf; der Vorwurf, sie verrate die DDR, weil sie zu ihrem Mann ziehen wollte, erschien allen grotesk. Noch grotesker allerdings fand Andrej die Zumutung, den Kindern, die nach der Ausgereisten fragten, auf Weisung der Vorgesetzten zu erzählen, die geliebte Lehrerin hätte sich von einem Tag auf den anderen als Verräterin entpuppt. Andrej hat das schmutzige Ansinnen seiner Vorgesetzten zurückgewiesen, mußte aber die Partei verlassen. Seinen Arbeitsplatz konnte er behalten, um den hat ihn erst die deutsche Einheit gebracht; die vorbildlich ausgestattete Rehabilitationseinrichtung wurde nämlich vom Diakoniewerk übernommen, und das hält die Festigkeit im Glauben ebenso hoch wie hohe SED-Funktionäre das Mißtrauen gegenüber der Bevölkerung.«

Kaum hatte Groll dies gesagt, stürzte ein Mann ins Lokal, schlüpfte aus dem Mantel, hängte ihn über Tritts Schulter und verschwand in der Toilette. Tritt stellte daraufhin fest, er habe den Eindruck, manche Neubürger gingen mit der Freiheit schon ganz selbstverständlich um.

»Ja, sie machen Fortschritte«, sagte Groll.

Tritt wurde neugierig: »Erzählen Sie weiter von Marzahn! Was haben Sie dort getrieben?«

»Ich besuchte einen Freund, einen Mitarbeiter des Allgemeinen Deutschen Behindertenverbandes, Rollstuhlfahrer wie ich. Er ist Äthiopier und arbeitete als Pilot in der Zivilluftfahrt. Im Bürgerkrieg schwer verwundet, wurde er 1978 in die DDR geflogen, wo er die erforderliche medizinische Behandlung erhielt. Danach studierte er Ökonomie. Sagte ich schon, daß auch er arbeitslos ist?«

Die Tür zur Toilette ging auf, der Mann entriß Tritt den Mantel und stürmte grußlos aus dem Lokal. Tritt trank das Bier aus, der Wirt schenkte sofort nach, Tritt schlug verzweifelt mit der Faust auf den Spielautomaten, einige Gäste prosteten ihm aufmunternd zu, der Wirt lächelte stolz.

»Ich lasse mir diese Behandlung nicht länger gefallen!« stieß Tritt hervor. »Ich bin kein bloßfüßiger Buschneger, den man behandeln kann wie einen Haufen Dreck! Ich bin immerhin Universitätslektor! Ich schwöre Ihnen, das war die letzte Demütigung, die mir heute zugefügt wurde!«

»Loben Sie den Abend nicht vor der Nacht! Mein Freund, der Äthiopier, der ja im Gegensatz zu Ihnen kein bloßfüßiger Buschneger ist, sondern ein charmanter und kluger Mann, der seine Heimat, das omorische Tiefland, nicht zur Bemäntelung der eigenen Inferiorität mißbraucht wie Sie den afrikanischen Busch, mein Freund hatte neulich auch einen Zusammenstoß mit einem Neonazi!« Groll nahm einen Schluck vom Korn.

Tritt war konsterniert: »Wo sehen Sie hier einen Neonazi?«

»Er sitzt mir im Genick!«

»Machen Sie sich nicht lächerlich! Ihnen wird ja nicht die Tür ins Kreuz gestoßen, Sie werden nicht angerülpst, und man erniedrigt Sie auch nicht zur Kleiderstange!«

Groll antwortete, dem Rollstuhl zuprostend, der Grund liege darin, daß er in guter Gesellschaft sei. Tritt entschuldigte sich für die unpassende Ausdrucksweise, das Wort »Buschneger« sei ihm in der Erregung herausgerutscht.

Groll nahm die Entschuldigung nicht an. »Entschuldigen Sie sich nicht bei mir, ich bin allerhand von Ihnen gewohnt, entschuldigen Sie sich bei meinem Vertrauten, dem Rollstuhl, er ist sensibel, seine Lager könnten Schaden nehmen.«

»Ich denke nicht daran«, schrie Tritt zornbebend. »Ich bin kein Hanswurst, daß ich mich bei einem Rollstuhl entschuldige, und ich bin auch kein Neonazi, nehmen Sie das gefälligst zur Kenntnis!«

Groll blieb unbeeindruckt. »Zu Ihrer Beruhigung erzähle ich Ihnen jetzt die Geschichte von Ihrem Gesinnungsgenossen, dem Neonazi, und meinem Freund zu Ende!« Tritt schlug nochmals auf den Spielautomaten, anerkennendes Klopfen der Gäste am Tresen folgte.

»Der Neonazi wohnt mit meinem Freund, er heißt Nemira, im selben Wohnblock. Schon seit längerem versuchte er, Nemira zu provozieren, er warf ihm vor, er, der Querschnittgelähmte, verprasse die Sozialhilfe, während seine Brüder und Schwestern in Äthiopien hungerten. Mein Freund würdigte den Neonazi keines Wortes. Eines Tages aber, der Neonazi hatte sich, so wie Sie, Mut angetrunken«, Tritt trommelte auf den Spielautomaten, der Wirt schenkte ihm Korn nach, »und näherte sich Nemira. Er werde ihn, den Buschneger, jetzt aus dem Rollstuhl werfen. Als er sich bückte, um den Stuhl hochzuheben, schnellte die Faust meines Freundes vor, und ehe der Neonazi es sich versah, spuckte er die oberen Schneidezähne in seine Hand, die er lange und ungläubig betrachtete, bevor er davonlief.«

»Was ist Ihrem Freund dann geschehen?«

»Nichts! Es fanden sich Zeugen, die bestätigten, daß der Neonazi zuerst angegriffen hatte, auch haben sich die Ausländer im Wohnviertel schon vor Monaten gegen die Faschisten organisiert, und schließlich zog der Neonazi seine Anzeige nach einigen Tagen zurück.«

»Muß denn Ihr Freund nicht trotzdem einen Racheakt befürchten?«

»Natürlich. Aus diesem Grund hat er sich auch am nächsten Tag im Westen der Stadt eine Gaspistole gekauft.«

»Gottseidank konnte er in den Westen fahren!« Tritt war erleichtert.

»Richtig. Früher wäre ihm das nicht möglich gewesen; er hätte es aber auch nicht nötig gehabt. Das ist ja das Schöne an der Freiheit: Sie erlaubt Dinge, die kein Mensch vermißt.«

»Ja, der sozialistische Alltag war grau und eintönig.« Tritt sagte das mit großer Bestimmtheit.

Groll gab ihm recht: »Trinken wir darauf, daß das Leben jetzt bunter wird.«

Er wollte noch einen Korn bestellen, da entbrannte vor der Kneipe ein Streit zwischen einem vornehm gekleideten älteren Herrn asiatischer Herkunft und einem angetrunkenen Neubürger. Der Betrunkene wollte dem Geschäftsmann, um einen solchen handelte es sich offensichtlich, denn er trug eine schwarze Lederaktentasche, den Zutritt zum Lokal verwehren. Als der Geschäftsmann den Stänkerer zur Seite schieben wollte, packte dieser ihn, riß ihn herum, streckte ihn mit einem Schlag in den Magen zu Boden, öffnete seine Hose und schlug auf den am Boden Kauernden sein Wasser ab, was lange Zeit in Anspruch nahm.

Auch die übrigen Gäste im Lokal hatten den Vorfall verfolgt, machten aber keine Anstalten einzugreifen. Nur der Wirt bemerkte fachmännisch, der Betrunkene müsse gut drei Liter Bier in sich haben, was wiederum von den Gästen mit Heiterkeit quittiert wurde.

Da stürzte Tritt, vor Zorn aufheulend, aus dem Lokal und rannte den Betrunkenen, der sich gerade die Hose zuknöpfte, um. Beide stürzten zu Boden, der Angetrunkene kam auf Tritt zu liegen, mit dem Ellbogen preßte er dessen Gesicht zur Seite, dann erbrach er sich auf Tritts Weste.

Groll ließ sich vom Barhocker in den Rollstuhl fallen und suchte nach dem Messer in seiner Jacke. Indessen war der besudelte Geschäftsmann aufgestanden; er schlüpfte aus dem Mantel, ließ ihn zu Boden gleiten, schob den Anzugärmel der linken Hand zurück, trat hinter den Betrunkenen, holte blitzschnell aus und traf den Neubürger mit einem fürchterlichen Handkantenschlag hinter dem Ohr. Der Getroffene rollte zur Seite. Der Geschäftsmann blickte wachsam um sich, hob seine Tasche auf und eilte mit langen Schritten Richtung S-Bahn fort. Groll fuhr aus der Schenke und rief dem Wirt zu, er solle Tritt säubern.

Der Wirt kam der Aufforderung nur widerstrebend nach, er brummte, derartige Dinge würden jetzt täglich passieren.

Groll erwiderte: »Das ist nicht weiter schlimm; dafür ist die Diktatur vorbei.« Er steckte das Messer wieder ein.

Der Wirt nickte befriedigt, die Freiheit sei eben das höchste Gut. Groll ersuchte den Wirt, ein Taxi zu rufen, und wandte sich dann Tritt zu: »Herr Magister, wie geht es Ihnen?«

Der ins Lokal geeilte Wirt kam zurück, das Taxi sei in wenigen Minuten da. Groll sah, daß es noch regnete, er setzte seine Kappe auf und sagte, zum Wirt gewandt, der Taxifahrer solle den gestrauchelten Herrn beim Nachtportier der Freien Universität abliefern, der Magister werde dort einen lebendigen Vortrag halten. Mit diesen Worten setzte Groll sich mit dem Rollstuhl in Richtung Hotel Stadt Berlin in Bewegung. Der Wirt rief ihm nach, daß die Zeche noch offen sei, Groll antwortete, die Zeche zahlten immer die anderen, das sei der Preis der Freiheit.

Neben dem Kiosk wartete eine S-Bahn-Garnitur auf die Abfahrt. Im ersten Waggon machte ein Hooligan seine Kumpane auf den vor der »Sächsischen Bierschenke« liegenden Mann, den hockenden Tritt und den heftig gestikulierenden Wirt aufmerksam. Die Hooligans lachten. Hinter ihnen saß ein vornehm gekleideter Herr asiatischer Herkunft. Seine Augen waren geschlossen, es hatte den Anschein, als würde er schlafen. Der linke Ärmel seines Anzugs war hochgerollt.

Österreichs Balkankrieg

Wiener Prater, das »Volksstimmefest« auf der Jesuitenwiese. Samstag mittag. Groll sitzt im »Café des 21. Bezirks« vor zwei halbvollen Gläsern Zweigelt und studiert die Todesanzeigen in der Zeitschrift »Der fortschrittliche Rentner«. Hin und wieder schüttelt er betrübt den Kopf, manchmal entringt sich ihm auch ein Seufzer der Erleichterung. Tritt hat Groll erkannt, er eilt auf ihn zu.

TRITT Geschätzter Groll, Sie hier? Wissen Sie nicht, daß dies das Fest der starrsinnigen Wiener Kommunisten ist? Sympathisieren Sie mit dem Stalinismus?

GROLL Erwarten Sie nicht, daß ich Sie um Ihre Wissenslücken beneide. *Mit einem Blick auf den Rollstuhl* Trinken Sie ein Glas Zweigelt mit uns?

TRITT Danke. Ich möchte nicht den Eindruck erwecken, hier heimisch zu sein. Ich bin sozusagen nur beruflich hier, als Soziologe darf einem nichts fremd sein.

GROLL Mich führt ein Freundschaftsdienst hierher, und das schon das zwanzigste Jahr. Sie müssen wissen, mein Rollstuhl ist ein notorischer Stalinist; er hält unbeirrt an der Revolution fest, ihre Rituale sind ihm heilig, und wenn er getrunken hat, was er häufig, aber reichlich zu tun pflegt, besteht er darauf, daß ich ihn »Josef« rufe. Seit die »Volksstimme« vorübergehend eingestellt wurde, bereitet er sich noch gewissenhafter auf das Fest vor, ich muß seine Räder mit Schaum ausfüllen, und am Abend vor dem Fest poliere ich seine rote Lackierung mit Wodka.

TRITT Ich finde diese Haltung abscheulich, unverbesserlich und dogmatisch.

GROLL Er ist eben standorttreu. In jeder Hinsicht.

TRITT Gottseidank haben Leute wie Sie und Ihr Rollstuhl politisch nichts mehr zu sagen.

GROLL Dafür ist unser Schweigen umso furchtbarer. Seit unsere Stimme verstummte, ist dieses unerträgliche Gewäsch der

Schönredner die einzige Alternative zum Gebrüll der Verstümmelten.

TRITT Sie sprechen vom Balkankrieg?

GROLL Ich schweige von Österreich. Das ist dasselbe.

TRITT Ich erinnere mich, daß Sie sich im Vorjahr über die Behinderten-Kampagne der »Aktion Mensch« empörten. Ihre Kritik scheint Früchte zu tragen, heuer wurde die Losung geändert.

GROLL Weil voriges Jahr die behinderten Menschen mit keinem Wort, keinem Bild vorkamen, weil sie flächendeckend entsorgt waren, lautet die diesjährige Losung: »Es gibt keine Behinderten«. Die Lüge hat übers Jahr an Dreistigkeit zugelegt.

TRITT Es wird Sie nicht überraschen, daß ich Ihre Meinung auch heuer nicht teile!

GROLL Ich ertrage es wie das Rauschen der Pappeln.

TRITT Sie werden zynisch, ein Zeichen von Schwäche.

GROLL Die ausgemerzt werden muß: Es gibt keine Behinderten. Dabei handelt es sich aber nur um die halbe Wahrheit. In Wirklichkeit meint der Satz: Es gibt keine Behinderten unter uns. Jenseits der Mur aber gibt es Zehntausende behinderte Menschen, und zwar Kriegsopfer, Verstümmelte und Verwundete. Ihr Brüllen dringt täglich aus den Wohnräumen, wenn Frau Neuhauser aus den Spitälern von Sarajevo berichtet, wenn sie die Kamera in wahrhaft obszöner Zudringlichkeit auf weggerissene Gesichtshälften, zertrümmerte Hüften, hervorquellende Gedärme und zu rotem Brei zerquetschte Glieder richten läßt, die durch herausragende weiße Knochensplitter besonders in den hochfrequenten Farbfernsehgeräten für beeindruckende Kontraste sorgen. Wenn diese Frau, eine legitime Erbin der von Karl Kraus in den »Letzten Tagen der Menschheit« beschriebenen Kriegsberichterstatterin Schalek, sich an die Fersen der bosnischen Behinderten heftet, dann bleibt in den heimischen Wohnlandschaften kein Auge trocken, dann tropft das warme Blut auf die gehäkelten Tischdeckchen, und nicht wenige, denen der Geruch in die Nase steigt, atmen befreit auf.

TRITT Sie suhlen sich ja geradezu in der Apokalypse!

GROLL Die Neuhauser steckt in ihrer Blutgier die Kamera in klaffende Wunden, kein Eiterherd, kein Leberriß ist vor ihr sicher, mit vor Wollust zittriger Stimme singt sie das Hohelied der

Blutsäuferei, die von den Daheimgebliebenen ehrfurchtsvoll Kriegsberichterstattung genannt wird. Hektische Flecken der nahenden Erfüllung schauern über die Visage der Reporterin, die ihr Leben einsetzt, um unseres zu verstümmeln; und wenn sie mit den Füßen im Blut watend und mit dem Mikrophon in der Hand an Leichen herumstochernd ihren Kommentar hervorsprudelt, dann ist der Höhepunkt der Orgie nicht fern, dann weiß der Landsmann, daß sie, kaum ausgeblendet, ihre Zähne in die aufgebrochenen Fleischklumpen schlägt, und er, angewidert und geil wie schon Jahrzehnte nicht, fühlt mit ihr.

Es gibt so viele Behinderte wie nie zuvor zu sehen, und das zur besten Sendezeit. Um neunzehn Uhr dreißig dürfen die bosnischen Monster die Ledergarnituren der Österreicher besudeln, jener Österreicher, die unter sich keine Behinderten ertragen, aber nicht ohne die Gewißheit leben können, daß woanders, in der nachbarschaftlichen Fremde, die Fleisch gewordene Abschreckung umgeht. Nur so können die Landsleute der Neuhauser ihre Obsession, den Traum vom niemals endenden Schlachtfest, fortträumen. Nur in der unerhörtesten Perversion sind sie mit sich selber eins. Menschliche Wesen ertragen sie nicht, blutenden Würsten aber öffnen sie freudig ihr Heim. Das Land wird von seinen behinderten Menschen gesäubert, von Granaten zerfetzte Leiber aber, die sich im Todeskampf winden, schließt es ins Herz.

Es nimmt nicht wunder, daß die Hohenpriester der Barbarei dabei nicht zuschauen können, sie wissen, daß mit Menschen, die zulassen, daß mit ihresgleichen so verfahren wird wie im ORF, alles, auch das vergangen Geglaubte, wieder möglich wird. Aus diesem Grund schließen sie das Land vor der Welt ab, deshalb trommeln sie unentwegt auf die Bevölkerung ein, es gelte nicht bloß das Leben, es gelte, mehr noch, die Identität zu verteidigen, und noch während die Österreicher, Böses ahnend, beginnen, sich nach ihrer Identität zu erkundigen, verpuppen sie sich auch schon von Landsleuten zu Landsern und geben damit das Zeichen für die Neuhausers im Land, die Kamera zu wetzen und die Feder zu entsichern.

TRITT Welcher Teufel reitet Sie, daß Sie von solchen Alpträumen geplagt werden?

GROLL Ich gäbe meine Beine, wär' es ein Teufel. Sie entschuldigen uns, Josef ist schon sehr ungeduldig. Das Boxturnier fängt an.

Schwingt sich in den Rollstuhl und fährt, Tritt kopfschüttelnd zurücklassend, davon.

Nieder mit den Niederflurbussen

*Ein naßkalter Herbsttag in Wien. Groll steht auf dem Fußgän-
gersteg über der Nordbrückenabfahrt. Er reißt Seiten aus einem
Buch, faltet sie zu Papierfliegern und läßt diese auf die unter der
Brücke fahrenden Autos gleiten. Groll ist so sehr in die Arbeit vertieft, daß er Tritt, der auf ihn zukommt, nicht bemerkt.*

TRITT Was machen Sie da, geschätzter Groll? Ich habe Sie aus
dem Floridsdorfer Heimatmuseum beobachtet, Sie gefährden
mit Ihren Papierfliegern den Verkehr!
*Groll beugt sich einem Flieger nach und droht vom Rollstuhl zu
rutschen. Sofort ist Tritt bei ihm.*
TRITT Kann ich Ihnen behilflich sein?
GROLL *Zieht sich auf den Stuhl hoch.* Helfen Sie mir beim Fal-
ten. Es ist kalt, und ich habe noch das halbe Buch vor mir.
TRITT Warum zerreißen Sie das Buch?
GROLL Weil es nichts taugt, es ist überholt.
TRITT Wie heißt das Buch?
GROLL Behindertenführer der Stadt Wien.
TRITT Erschienen 1981, im Jahr der Behinderten. Ich erinnere
mich. Eine Pionierarbeit.
GROLL Nach der kein Hahn mehr kräht. Nahezu alle Angaben
sind veraltet. Ich habe dem Bürgermeister vor zwei Jahren in
einem Brief angedroht, daß ich den Behindertenführer öffentlich
schänden werde, wenn er nicht in einer aktualisierten Neuauf-
lage herausgegeben wird, und zwar als Ringblatt-Sammlung, die
jährlich ergänzt wird. Gestern ist die Frist abgelaufen, und heute
morgen las ich in der Zeitung, daß wegen Geldmangels der lange
geplante verbesserte Stadtführer nicht erscheinen wird, obwohl
die Experten des Instituts für Soziales Design schon zwei Jahre
daran arbeiten.
TRITT Ja, das ist schmerzlich. Die Finanzlage der Stadt ist prekär. Auch das Heimatmuseum, in dem ich seit einigen Wochen
eine Untersuchung durchführe, muß sich einschränken.

Groll reißt weiter Blätter aus dem Buch, Tritt faltet.

GROLL Was untersuchen Sie?

TRITT Es handelt sich um eine Befragung ausgestopfter Fische, ich erforsche deren Meinung über das Entlastungsgerinne der Donau.

GROLL Gibt es schon Ergebnisse?

TRITT Kaum. Die Präparate sind sehr schweigsam. Ich muß ihnen jedes Wort aus dem Maul ziehen. Außerdem ist die Studie unterdotiert. Wir bekommen zu fünft für drei Monate nur siebenhunderttausend Schilling. Damit kann man nicht weit springen.

GROLL Wer ist der Auftraggeber Ihrer Studie?

TRITT Die Magistratsabteilung 58 »Angelegenheiten des Wasser- und Schiffahrtswesens« in Zusammenarbeit mit den Magistratsabteilungen 30 »Kanalisation«, 60 »Veterinäramt« und 62 »Wahlen und sonstige öffentliche Befragungen«.

GROLL Ich werde das cisdanubische Wien ab heute boykottieren. Nie wieder sollen die Geschäftsleute der Innenstadt sich an meiner kärglichen Invalidenrente mästen. Ein Rollstuhlfahrer ist keine Konjunkturlokomotive!

TRITT Seien Sie nicht so streng mit der Stadt. Die Wiener Wirtschaft braucht Sie!

GROLL Das hätte sie sich früher überlegen sollen. Die Donau soll uns scheiden, und zwar für immer. Wenn ich nicht weiß, wo es in der Stadt Behindertentoiletten gibt; wenn ich keine Ahnung habe, in welche Lokale, Kinos und Theater ich mit dem Rollstuhl hinein kann, dann bleibe ich eben in Jedlersdorf und widme mich dort den Produkten der Hochkultur.

TRITT Ich wußte gar nicht, daß Sie der Hochkultur anhängen. Gibt es neue kulturelle Aktivitäten im Bezirk?

GROLL So ist es. Der junge Wein ist fertig, und er gibt zu schönen Hoffnungen Anlaß.

TRITT Was hat das mit der Hochkultur zu tun?

GROLL Viel. Die Trauben werden in Hochkultur gezogen. Der Begriff stammt aus der Önologie, der Wissenschaft vom Weinbau. Daß heruntergekommene Schauspieldirektoren sich den Begriff aneigneten, zeugt nur von der Krise des zeitgenössischen Theaters. Im Wein ist die Gnade der Kultur: In vitro caritas, wie Bacchus sagen würde.

TRITT Manchmal glaube ich fast, Sie meinen, was Sie sagen.

GROLL Manchmal werden auch Sie von der Erkenntnis gestreift.

TRITT Ihre anzüglichen Bemerkungen werde ich, wie stets, ignorieren.

GROLL Das ist zweifellos das Beste, was Sie machen können. Sie ersparen sich nicht nur die Widerrede, sondern auch die darauf folgende Blamage. *Betrachtet eingehend einen Autobus moderner Bauart, der langsam zur Ampel vorfährt.*

TRITT Sehen Sie diesen Autobus?

GROLL Was ist mit ihm?

TRITT Das ist ein Niederflurbus. Die neueste Errungenschaft in der Verkehrstechnologie. Auch die Wiener Verkehrsbetriebe experimentieren mit diesen Bussen, sie entwickeln mit Omnibuserzeugern sogenannte Kneeling-Fahrzeuge; der Bus kniet sich gleichsam nieder, wenn er Rollstuhlfahrer oder Kinderwagen aufzunehmen hat.

GROLL Das ist ja entsetzlich!

TRITT Was soll daran entsetzlich sein?

GROLL Wenn ein Bus sich vor mir niederkniet, bekommt mein Rollstuhl einen Lagerinfarkt, weil er glaubt, der Bus bricht zusammen und fällt auf ihn. Aber das paßt in das Bild, das ich von der Wiener Stadtverwaltung habe. Sie gibt Stadtführer für Radfahrer, Konferenzteilnehmer, Hochseesegler und Gebrauchshunde heraus. Für einen Behinderten-Stadtführer aber hat sie kein Geld. Dafür verwendet sie Unsummen darauf, daß Autobusse vor den leidgeprüften Passagieren zusammenbrechen.

TRITT Sie irren, geschätzter Groll! Die Niederflur-Technologie erlaubt es behinderten Menschen, am öffentlichen Verkehr teilzunehmen!

GROLL Verehrter Magister! Ich werde das Äußerste tun, um die Niederflur-Busse zu bekämpfen: Ich werde sie boykottieren.

TRITT Aber Sie wollen doch auch die öffentlichen Verkehrsmittel benützen?

GROLL Selbstverständlich. Schließlich zahle ich Getränkesteuer. Ich fordere aber Stockbusse nach dem Vorbild Londons, Stockbusse mit eingebautem Lift und zwei Rollstuhlplätzen auf dem Hochdeck über dem Fahrer. Ich möchte über dem Fahrer sitzen, nicht unter dem Auspuff.

TRITT Das ist unmöglich! Sie können nicht in jeden Bus einen Lift einbauen!

GROLL Doch. In New York wurden alle Busse nachträglich mit Hebeplattformen ausgerüstet. Und das zu einem Zeitpunkt, da die Stadt nahe daran war, den Finanzbankrott zu erklären. Außerdem sind Niederflurbusse diskriminierend.

TRITT Inwiefern?

GROLL Niederflurbusse zeugen von der niederen Gesinnung ihrer Erbauer. Sie werfen die Menschen dem Verkehr zum Fraß vor. Jeder Lieferwagenfahrer schaut einem bei Verkehrsstillstand in die Zeitung. Der Niederflurpassagier sitzt in der Auslage, ist allgemein begafftes Objekt. Er ist so tief gestellt, daß er unweigerlich seine Menschenwürde einbüßt. Aus diesem Grund heißt der Passagier bei den Verkehrsbetrieben auch nicht »Fahrgast« sondern »Beförderungsfall«. Hochdeckbusse hingegen erheben den Menschen über den Trubel der Stadt, sie machen ihn zum Beobachter, zum Kontrollor, zum Schiedsrichter. Haben Sie jemals einen Tennisumpire gesehen, der seinen Dienst unter der Netzkante versieht?

TRITT Aber …

GROLL Kein Aber! Behinderte zählen zum gesellschaftlichen Niederwild, sie wohnen in niedrigen Wohnungen, sie beziehen niedrige Einkommen, sie leiden unter einem niedrigen Sozialprestige. Und da kommen Sie und wollen mich, einen Vertreter der niederen Stände, weiter erniedrigen, indem Sie mich in einem Niederflurbus den niederen Gelüsten der Wiener aussetzen? Diesen niederträchtigen Anschlag werde ich zu vereiteln wissen!

TRITT Es gibt kein Argument, das Ihre Phantastereien stützen kann.

GROLL Doch. Eines: Wer klein ist, den muß man erhöhen, nicht erniedrigen. So steht es schon im Koran. Einhundertundvierzehnte Sure: Die Menschen.

TRITT Bleiben Sie mir mit dem Koran vom Leibe!

GROLL Lästern Sie nicht, Ungläubiger! Allah kann Sie mit einem Blitz niederstrecken!

Reißt die letzte Seite aus dem Buch, faltet sie und läßt sie auf die von Papier übersäte Straße segeln.

GROLL Wir sind fertig. Ich friere. Lassen Sie uns ins Museum gehen, in der Gesellschaft präparierter Fische wird mir schnell warm.
Beide ab.

Feldforschung oder Solidarität
im Gemeindebau

Dezember 1992. Im Hof des Gemeindebaus. Groll steht einige Me-
ter hinter einem Behälter für Buntglas. In der einen Hand hält er
eine leere Flasche, die einmal siebenjährigen kubanischen Rum
enthielt, in der anderen die neue Ausgabe der »Cuba Si«, der
Zeitschrift der Österreichisch-Kubanischen Gesellschaft. Er liest,
schüttelt den Kopf, verstaut die Zeitschrift im Netz seines Roll-
stuhls, zählt laut bis drei, klemmt die Flasche zwischen seine
Beine und sprintet zum Container. Dort steckt er die Flasche in
das Gummiband des Behälters, ruft »Socialismo o muerte!« und
fährt, stark beschleunigend, wieder davon. Nach einigen Arm-
stößen hält er sich, noch im Rollen, die Ohren zu. Die Flasche, die
erst jetzt durch die Gummimanschette gerutscht ist, fällt im Con-
tainer zu Boden, das Geräusch berstenden Glases hallt durch den
Gemeindebau. Aus einem Fenster im siebenten Stockwerk dringt
Hundegebell. Groll nickt zufrieden. Er fährt zum Ausgangspunkt
zurück. Eine größere Zahl leerer Rumflaschen steht, in zwei Rei-
hen ausgerichtet, vor ihm. Tritt, ein altes Tonbandgerät in der
Hand tragend, eilt auf Groll zu.

TRITT Wie gut, daß ich Sie treffe, geschätzter Groll. Sie sind
mein erstes Opfer. *Reicht Groll die Hand.*
GROLL Sie untertreiben. Guten Tag, verehrter Herr Magister.
TRITT Ich führe im Auftrag der Gemeinde Wien eine Befragung
über die Wohnzufriedenheit in Gemeindebauten durch.
GROLL Oft sind es die niederen Arbeiten, die das Menschenge-
schlecht voranbringen. Was wollen Sie von mir wissen?
TRITT Sprechen Sie bitte laut und deutlich, das eingebaute
Mikrophon ist etwas schwächlich. *Schaltet das Tonbandgerät*
ein und nähert sich Groll.
GROLL *sehr laut* Wie Sie wollen.
TRITT Erste Frage: Halten Sie die soziale Durchmischung in
Ihrem Gemeindebau für ausreichend?

GROLL *brüllt* Welche Durchmischung?

TRITT *sehr laut* Die soziale Durchmischung. Also das Verhältnis von Alten und Jungen, Behinderten und Nichtbehinderten, Alkoholikern und Gelegenheitstrinkern.

GROLL *brüllt* Abgesehen davon, daß das Wort »Durchmischung« zu Hitlers bevorzugten Wendungen gehörte; ungeachtet der Tatsache, daß in diesem Gemeindebau zwischen Behinderten und Nichtbehinderten kein Unterschied gemacht werden kann, weil die Grenze zwischen Alkoholikern und Gelegenheitstrinkern gefallen ist, seit die hier ansässigen Gelegenheitstrinker, denen anzugehören ich mich sowenig rühme wie ich mich dessen schäme, vom gelegentlichen zum regelmäßigen Trinken übergegangen sind – *Hundegebell; eine Stimme aus dem Fenster im siebenten Stockwerk: »Halts die Goschn da unten oder gehts sterben!«* – von diesen Marginalien abgesehen, ist die soziologische Struktur in unserem Bau großartig. Solange Kuba durchhält, stehen die Chancen gut, daß das so bleibt.

TRITT Freund Groll, treiben Sie keine Scherze mit der Feldforschung.

GROLL Ich scherze nicht. Mit der Feldforschung nicht und schon gar nicht mit Kuba.

TRITT Dann sagen Sie mir: Was hat Kuba mit Ihrem Gemeindebau zu tun?

GROLL Nichts, und ich hoffe für Kuba, daß das so bleibt.

TRITT Waren Sie jemals in Kuba?

GROLL Nein, aber viele meiner Freunde haben die Insel bereist. Die einen als Touristen, die anderen als Brigadisten und alle miteinander als Moralisten.

TRITT Dann konnten Sie sich ja ein genaues Bild von Kuba erarbeiten.

GROLL Ich bin mir nicht sicher. Jedenfalls kenne ich meine Freunde besser, seit sie von Kuba erzählten, und dafür fühle ich mich Fidel Castro zu Dank verpflichtet. Sie waren doch auch schon in Kuba!

TRITT So ist es. Das Institut für Soziologie veranstaltete vor Jahren eine Studienreise. Wir sollten die Wohnzufriedenheit in der Sierra Maestra erforschen.

GROLL Sie haben nie davon erzählt!

TRITT Das hatte seine Gründe. Heute, sieben Jahre später, kann ich aber schon darüber reden. *Holt tief Luft, dann sehr schnell.* Die Reise war eine Kette von Unglücksfällen. Wir kamen nie in der Sierra Maestra an. *Atmet auf.*

GROLL Warum?

TRITT Der Leiter des Instituts wurde in der Altstadt von Havanna beim Ladendiebstahl ertappt und festgenommen.

GROLL Wie bedauerlich.

TRITT Sein Stellvertreter wurde von einem Zuhälter angeschossen und mußte im Spital behandelt werden.

GROLL Der Arme.

TRITT Er konnte die Prostituierte nicht bezahlen, mit der er die Nacht verbracht hatte.

GROLL Was geschah mit den übrigen Reiseteilnehmern?

TRITT Die verbliebenen zwei Soziologen konnten nicht viel ausrichten.

GROLL Einer davon waren Sie.

TRITT Richtig. Mein Kollege erlitt eine Lebensmittelvergiftung. Er traute der einheimischen Küche nicht und aß im teuersten Hotel, im Habana Libre, rohen Fisch.

GROLL Und Sie?

TRITT Mir gelang es immerhin, die Stadt zu verlassen. Zwanzig Kilometer außerhalb Havannas wurde ich an der Straße, die zum Flughafen führt, wegen meines verwahrlosten Aussehens – der Professor hatte ja unser gesamtes Geld bei sich! – aufgegriffen und in ein Heim für Nichtseßhafte eingeliefert. Erst nach vielen Wochen gelang es mir, mit der österreichischen Botschaft Kontakt aufzunehmen.

GROLL Warum hat es so lange gedauert?

TRITT *kleinlaut* Ich wollte mit den Insassen des Heimes Feldforschung betreiben.

GROLL Die haben sich gewehrt?

TRITT So ist es. Sie zwangen mich, vor jeder Mahlzeit eine Flasche Rum auszutrinken. Ich war schon vor dem Frühstück sternhagelvoll. Die Nichtseßhaften haben sich köstlich mit mir amüsiert.

GROLL Sie betrieben mit Ihnen angewandte Feldforschung.

TRITT *beschämt* Wenn Sie so wollen.

GROLL Welcher Umstand hat Sie gerettet?

TRITT Eines Tages konnten die Compañeros keinen Rum mehr auftreiben. Sie wissen – die Versorgungskrise! *Verklärt.* Trotzdem denke ich heute nicht ohne Wehmut an jene Wochen zurück. *Greift nach einer leeren Rumflasche und streicht zärtlich über das Etikett.*

GROLL Ich wußte, daß in Ihnen ein guter Kern steckt.

TRITT Haben Sie all diese Flaschen getrunken?

GROLL In den letzten sieben Jahren, ja.

TRITT Warum haben Sie die Flaschen so lange aufgehoben?

GROLL Als Gorbatschow 1985, vor sieben Jahren also, an die Macht kam, dachte ich mir, daß auf die sieben fetten Jahre von 1978 bis 1985 die sieben mageren Jahre folgen würden. Ich sagte mir, es könne nicht schaden, die leeren Flaschen zu lagern, sodaß ihr Anblick, und damit die Erinnerung an verflossene Freuden, mich erwärmen möge.

TRITT 1978 fiel die Sowjetunion in Afghanistan ein!

GROLL Stimmt. Sieben Jahre lang durften Mädchen in die Schule gehen.

TRITT Sie sind zynisch!

GROLL Unsinn. Ich war naiv. Anstelle der sieben mageren Jahre, wie ich sie vorhergesehen hatte, kamen sieben katastrophale Jahre, die jetzt in ein Zeitalter münden, gegen das selbst die letzten Jahrzehnte der Zarenherrschaft sich wie Dezennien der Blüte ausnehmen werden.

Tritt greift nach der auf dem Boden liegenden »Cuba Si«, schlägt die Zeitschrift auf und liest. Groll ölt die Naben seines Rollstuhls mit Nähmaschinenöl.

TRITT Haben Sie gelesen, was der Schriftsteller Hackl über Kuba schreibt?

GROLL Noch nicht. Was sagt er?

TRITT Er berichtet, daß sein kubanischer Freund, ein Übersetzer und Mitglied einer regimekritischen Gruppe von Intellektuellen, von einem paramilitärischen Schlägertrupp mißhandelt und von der Polizei inhaftiert wurde.

GROLL Was wollten die Intellektuellen?

TRITT Eine nationale Debatte und eine Amnestie für alle politischen Gefangenen.

46

GROLL Für alle?

TRITT Laut Hackl, ja.

GROLL Wissen Sie, daß Dobroslav Paraga, der kroatische, und Vojeslav Šešelj, der serbische Faschistenführer, in der Tito-Ära im Gefängnis saßen? Wissen Sie auch, daß die Linke Westeuropas vehement die Freilassung dieser Blutsäufer gefordert hat?

TRITT Ich rede von Kuba!

GROLL Ich auch.

TRITT Hackls Freund ist doch kein Faschist!

GROLL Aber er fordert unter anderem die Freilassung von Faschisten. Halten Sie die kubanische Mafia in Miami für einen Wanderverein?

TRITT Hackl schreibt, es gehe jetzt darum, »den schmalen Raum zwischen Cuba Si und Fidel No zu nützen«!

GROLL Dieser Raum ist so schmal, daß nicht einmal eine Cucaracha, eine Küchenschabe, darin Platz fände. Wer heute der Ansicht ist, zwischen Fidel und Cuba gäbe es einen dritten Weg, der hat sich bereits den Amerikanern angeschlossen, die sich anschicken, Kuba jetzt vollends zu erdrosseln. Das ist nicht von mir, das schreibt die »Neue Zürcher Zeitung« unter der Überschrift: »Die Parole ›Sozialismus oder Tod‹ entspricht der Realität«.

TRITT Vielleicht hat Hackl es anders gemeint?

GROLL Er ist Schriftsteller und weiß, was er sagt. Man muß seine Worte ernst nehmen. *Fährt zu Tritt und liest mit ihm den Artikel.* Was sagen Sie dazu:»Es steht nicht zur Debatte, ob man jetzt die kubanische Revolution verteidigt oder nicht verteidigt, ... es geht eher um das Überleben des kubanischen Volkes.«

TRITT Was finden Sie daran auszusetzen?

GROLL Nur soviel: Wer die Kubaner von der Revolution trennt, führt nichts Gutes im Schilde. Vom Volk zum Völkischen ist es nur ein Leitartikel. Außerdem: Was wäre das für ein Leben für die kubanische Bevölkerung, mit der Erinnerung an vierzig Jahre Arbeit für alle und Milch für die Kinder, im Elend nach dem Muster Haitis zu versinken. Ein Elend, das um nichts geringer wird, wenn die Hackls dieser Welt, die gutmeinenden Freunde des Dritten Weges in Zeiten der Bedrängnis, nach der

47

Katastrophe die Achseln zucken und jede Schuld von sich weisen.

TRITT Sie übertreiben!

GROLL Die Wirklichkeit übertreibt. Und ich rolle hinterdrein.

Tritt reißt ihm die »Cuba Si« aus der Hand und liest erregt.

TRITT Hören Sie doch, was Hackl sagt: »Andererseits glaube ich, daß keine Solidaritätsbewegung mit Kuba im heutigen Moment sich beschränken kann auf humanitäre Hilfe, ohne einfach zu insistieren darauf, daß bestimmte Menschenrechte eingehalten werden … Wer soll diese Forderungen stellen, wenn nicht wir, die ja mehr oder minder auf der linken Seite stehen!«

GROLL Fragen Sie einmal am Franz Josephs-Bahnhof nach einer Behindertentoilette. Bestehen Sie dem Schalterbeamten gegenüber auf dem Menschenrecht zu scheißen. Wissen Sie, was der Beamte Ihnen antworten wird?

TRITT Keine Ahnung.

GROLL Lieber Herr, wird er antworten, lieber Herr, mit Ihren depperten Menschenrechten könnens scheißen gehn! Und dann wird er den Schalter schließen und wird sich eine Zigarette anzünden.

TRITT Das ist nicht wahr!

GROLL Doch. Gestern erst ist es einem behinderten Kollegen so ergangen, und zwar zu Recht.

TRITT *fassungslos* Zu Recht?

GROLL Zu Recht. Es gibt nur ein Menschenrecht: Das Menschenrecht auf Revolution. Und jeder, der das Wort »Menschenrechte«, den zeitgenössischen Kampfruf der Blutsäufer, auch nur einmal in den Mund nimmt, ist für die Revolution für immer verloren. Der Bundesbahn-Beamte hatte recht. Er, ein Vertreter der ruhmreichen österreichischen Arbeiterklasse, tut mehr für die Revolution als der Schriftsteller Hackl. Er läßt Kuba wenigstens in Ruhe.

TRITT Sie sind ungerecht.

GROLL Das mag sein. Ich bin aber nicht selbstgerecht wie Hackl, der angesichts einer Tragödie nicht nur nicht den Mund halten kann, sondern sich auch noch eine Schiedsrichterrolle anmaßt, wo prompte Hilfe vordringlich ist. Solidarität ist eine Form der Liebe, und Liebe stellt keine Bedingungen, andern-

48

falls ist sie nur vorgetäuscht. Solidarität, die an Bedingungen geknüpft wird, ist keine Solidarität, sondern ist Geschäft. Wer das nicht verstanden hat, wer diese älteste aller menschlichen Wahrheiten nicht kennt, der sollte zur ÖBB gehen, zur Einschulung.

TRITT Als Schalterbeamter?

GROLL Als Streckengeher.

TRITT Sie sind unbelehrbar. Aus welchem Grund haben Sie eigentlich die Rumflaschen in Reih und Glied aufgestellt?

GROLL Ich übe. Genügt das?

Hundegebell. In einem Fenster des siebenten Stockwerks erscheint eine alte Frau und schreit: »*Wenn ihr da unten nicht sofort den Schlapfn halts, scheiß ich euch auf die Glatzn!*«

GROLL Sie macht keinen Spaß. Eine humorlose Frau, ich kenne sie. Ihr Mann war Streckengeher bei der Bundesbahn, sie hat ihn im Rausch aus dem Fenster geworfen, er war sofort tot. Kommen Sie, ich lade Sie auf ein Glas Rum ein.

TRITT Vielen Dank, lieber Groll. Die Feldforschung zehrt an meinen Kräften.

Die Frau wirft Küchenabfälle aus dem Fenster, ein Knochen trifft eine Rumflasche, diese zersplittert. Hysterisches Hundegebell. Groll und Tritt flüchten aus dem Hof.

Groll zeigt Flagge oder
Der Rhein-Main-Donau-Kanal und
das Ende der Neutralität

An einem sonnigen Herbsttag saß Groll am Donauufer unterhalb von Regelsbrunn und beobachtete durch einen Feldstecher den Schiffsverkehr. Vor sich hatte er auf einem Campingtischchen nautische Karten, ein Handbuch der Donaulotsen, ein Megaphon und mehrere Signalflaggen ausgebreitet. Wenn ein Schiffsverband vorbei fuhr, führte Groll je nach dem Herkunftsland der Schiffe unterschiedliche Flaggensignale aus. Manche Kapitäne antworteten mit einem kurzen Signal aus dem Schiffshorn, einige winkten, andere wiederum drohten mit der Faust. Jedes Schiff wurde von Groll in ein Buch eingetragen.

Als Groll den Blick vom Fluß wandte, fiel ihm in einiger Entfernung ein hagerer Mann auf, der langsam näher kam. Durch das Fernglas erkannte er in dem Mann Tritt, den Soziologen und Hobby-Vogelkundler. Groll ordnete seine Schriften und stapelte sie zu einem Stoß. Auch Tritt hatte Groll jetzt erkannt, er rief Worte der Begrüßung über ein schmales Gerinne. Anstelle einer Antwort zog Groll aus dem Gestänge seines Rollstuhls eine Krücke hervor, befestigte an ihr eine Flagge und schwenkte daraufhin mit beiden Händen die Totenkopffahne. Tritt, eine Reiherfeder hochhaltend, rief über das Wasser:

»Aus welchem Nest sind denn Sie gefallen, Sie prachtvoller Vogel? Ich begrüße Sie, geschätzter Groll. Wie komme ich trockenen Fußes zu Ihnen?«

Groll griff zum Megaphon. »Gehen Sie zurück nach Regelsbrunn, besuchen Sie die Abendandacht in der Ortskirche, nehmen Sie anschließend den Regionalzug nach Petronell und lassen Sie sich dann von einem Fischer nauwärts rudern!«

Tritt lachte und winkte ab. »Ich werde über den Steindamm gehen, wozu trage ich Gummistiefel? Wie tief ist denn das Wasser auf Ihrer Seite?«

»Es ist tiefer als Ihr Wesen, aber seichter als Ihre Rede«, antwortete Groll. »Vor sich sehen Sie keinen Damm, sondern ein strombautechnisches Meisterwerk, einen sogenannten Leitwerk-Fluter.«

Kopfschüttelnd machte Tritt sich daran, vorsichtig einen Fuß vor den anderen setzend, den wenige Handbreit überfluteten Steindamm zu überqueren.

»Mit seinen langen Armen und dem markanten Profil ähnelt er einem nestflüchtigen Reiher«, dachte Groll. Interessiert beobachtete er Tritts Balanceakt. Als Tritt in der Mitte des Gerinnes angekommen war, rief Groll ihn durch das Megaphon an: »Halt, stehenbleiben!«

Tritt gehorchte. Mühsam hielt er das Gleichgewicht.

»Gehen Sie keinen Schritt weiter! Sie befinden sich an der Demarkationslinie. Zuwiderhandeln zieht behördliche Verfolgung nach sich!« Groll setzte das Megaphon ab.

»Machen Sie keine Witze, ich kann mich kaum halten«, rief Tritt zurück. »Von welcher Demarkationslinie sprechen Sie?«

»Von der Demarkationslinie zwischen dem Arbeiterfischereiverein Regelsbrunn und dem Fischereigewässer der forstlichen Stiftung Graf Abensperg-Traun«, rief Groll. »Sie stehen vor einer historischen Trennscheide: Republik oder Fürstenwillkür! Entscheiden Sie sich! Wenn Sie die Republik wählen, legen Sie Ihr Visum den Fischen zur Kontrolle vor. Andernfalls bin ich gezwungen, Sie unter Feuer zu nehmen.« Daraufhin bestrich Groll mit gezielten Steinwürfen das Wasser beiderseits des Leitwerks, sodaß Tritt einige Spritzer abbekam.

»Hören Sie mit dem Unfug auf!« protestierte Tritt. »Ich bitte Sie!«

»Zeigen Sie den Fischen zuerst Ihr Visum!«

»Aber ich habe doch kein Visum für Petronell!« schrie Tritt in höchster Not.

»Nehmen Sie den Ausweis der Bundesbahn, er ist ein republikanisches Dokument.« Groll bückte sich, um weitere Steine einzusammeln. Tritt hatte aber schon aus seiner Jacke einen Ausweis hervorgezogen, er fuchtelte damit herum und verlor fast das Gleichgewicht.

Groll lenkte ein: »Sie können passieren. Die Behörde macht Sie aber darauf aufmerksam, daß Sie jederzeit wieder abgeschoben

werden können, sollten Sie die Gesetze der Republik verletzen.«
Behende sprang Tritt von Stein zu Stein und arbeitete sich dann
die Böschung hoch.

»Ihre Scherze werden immer bösartiger. Was hätten Sie getan,
wenn ich ins Wasser gefallen wäre!« sagte er, oben angekommen.

»Dann hätte ich die Strompolizei in Wildungsmauer benachrichtigt«, antwortete Groll.

»Und wie lange, geschätzter Groll, hätten Sie dazu gebraucht?«

»Verehrter Herr Magister: Nicht länger als eine Stunde.« Er
reichte Tritt die Hand, der schüttelte sie erfreut.

»Was führt Sie in die Au?« fragte Groll.

»Das gleiche könnte ich Sie fragen«, antwortete Tritt. »Ich studiere eine Reiherpopulation, Sie ahnen gar nicht, wie aufschlußreich ein Vergleich der Sozialordnung der Reiher mit jener der menschlichen Gesellschaft ist.«

»Oh, das glaube ich gern«, sagte Groll, »der Reiher hat einen
großen Schnabel, stolziert auf hohen Beinen durch den Dreck
und hält sich für etwas Besseres. Und wenn man ihn schief anschaut, flieht er in Panik. Sie sollten eine vergleichende Untersuchung anstellen. Wie wäre es mit dem Titel: ›Verhaltensidentische Monotonie von tanzenden Reihern und balzenden Soziologen‹?«

Das Nebelhorn eines ukrainischen Schubschiffs, der langsam bergfahrenden »Hanoi«, setzte ein langes Signal ab. Groll
schlug in seinem Katalog nach, zog zwei Fähnchen hervor und
begann Signale zu flaggen.

»Was machen Sie da?« Tritt hockte sich neben Groll nieder.

Die »Hanoi« fuhr vorbei, ein Mann trat aus dem Führerhaus und
winkte. Groll legte die Flaggen beiseite und grüßte zurück.

»Ich lotse die Schiffe durch Untiefen. Wenn Sie so wollen, fungiere ich als rollender Leuchtturm.« Er studierte das Schiff eingehend durch das Fernglas.

»Untiefen? Vom Ufer aus? Mit Flaggen? Sie gestatten, daß ich
zweifle.« Tritt kratzte sich mit der Reiherfeder am Rücken.

»Es gibt auch Untiefen im übertragenen Sinn. Gerade vor diesen
muß man die Menschen warnen«, antwortete Groll.

Auf dem Schiff erschien eine dicke Frau in einer Tür auf dem

Deck, Tritt winkte ihr zu, sie musterte ihn kurz und leerte einen Kübel mit Küchenabfällen in den Fluß.

»Sie sind heute sehr hilfsbereit. So kenne ich Sie gar nicht«, sagte Tritt.

»Weil heute für alle Menschen guten Willens ein hoher Feiertag ist.« Groll winkte der Frau, sie winkte zurück.

»Davon weiß ich nichts.«

»Ich sagte ja: Für alle Menschen guten Willens.«

Tritt setzte sich auf den Boden und zog den rechten Stiefel aus.

»Und da feiern Sie ganz allein?« Er goß Wasser aus dem Stiefel.

»Muß ich mich wiederholen?« Groll versuchte, aus dem Netz seines Rollstuhls etwas hervorzuziehen.

»Darf ich Ihnen helfen?« Tritt sprang auf und hüpfte auf einem Bein zu Groll.

»Bitte. Greifen Sie in das Netz und entnehmen Sie ihm die Flasche. Ich werde mit Ihnen auf den heutigen Festtag anstoßen!«

Tritt holte aus dem Netz eine Flasche St. Emilion und zwei Gläser hervor und stellte sie vor Groll auf den Tisch.

»Vielen Dank.« Groll entkorkte die Flasche. »Darf ich Sie darauf aufmerksam machen, daß Sie möglicherweise auf dem verkehrten Bein stehen?«

Tritt blickte zu Boden und sah, daß er auf dem rechten, nur mit einem Socken bekleideten Fuß stand. Das linke Bein mit dem Gummistiefel hatte er nach hinten weggestreckt. Er wechselte das Standbein und ging, mit beiden Beinen auftretend, zu dem im Gras liegenden Stiefel und zog ihn an.

»So aufgekratzt habe ich Sie das letzte Mal erlebt, als Kurt Waldheim die Wahl gewonnen hat. Auch damals waren Sie sehr beschwingt, Sie sagten, endlich ein Präsident, der dem Land zu Gesicht steht.«

Groll nickte. »Auch heute bin ich lyrisch gestimmt. Hören Sie zu.« Er schlug das Buch auf und las: »In den Nebeln der Zeit stritten sich die Meere darum, wer denn die größte Wasserfläche besitze. Daraufhin empörten sich einige kleinere Meere und wurden dafür von den Weltmeeren unter die aus den Fluten auftauchenden Wüsteneien verbannt. So kam es, daß sich viele Meere unter den Landmassen einrichteten. Manche schreckten nicht einmal davor zurück, sich als Mineralwasser zu verdingen.

Die ungestümsten unter den Meeren wurden aber nicht unter die Erde gezwungen, ihre Aufgabe sollte es fortan sein, die Erdenbewohner mit dem Bewußtsein der Abgeschiedenheit und der Empörung gegen dieses Schicksal zu erfüllen. So entstanden die großen Flüsse. Sie brechen in den Gebirgen auf wie Geschwüre, zerreißen das Land in Talschaften und stürzen den Meeren entgegen. Die Flüsse zerteilen das Land wie Chirurgen das Fleisch und schaffen es auf diese Weise neu. Sie sind Aderlässe der Natur, sie entführen den Unrat und die Gemeinheit der Seßhaften. Sie heilen ohne Unterlaß.« Groll schloß das Buch.

»Ein schöner Text«, sagte Tritt. Von wem er stamme?

»Von einem vergessenen Dichter des achtzehnten Jahrhunderts«, antwortete Groll, »von Justus Lenk aus Rohrendorf bei Krems. Leider gibt es nur wenige Menschen, in denen das Wissen um den Strom weiterlebt: Fischer, Strompolizisten, Bauarbeiter.«

»Bauarbeiter? Sie verstümmeln den Fluß, zwingen ihn in Beton!«

»Sie bauen Wege für Rollstuhlfahrer. Sie öffnen uns den Fluß und somit die Welt. Beton ist, was wir daraus machen. Durch den der Donau aufgezwungenen Beton wurde sie von einem Fluß an der Peripherie des Weltmarkts zu einem Strom der Aufklärung. Ohne Beton kein Kanal und ohne Kanal keine Hoffnung für dieses Land.«

»Aber Sie haben doch auch gegen das geplante Donaukraftwerk Hainburg demonstriert!« sagte Tritt aufgebracht.

»Ich habe gegen das Kraftwerk Hainburg demonstriert, nicht weil ich die Staumauer verhindern wollte, sondern weil ich es Hainburg, dieser kleinkarierten Stadt, die es nicht einmal zu einem ordentlichen Donaurestaurant gebracht hat, nicht gönne, daß es durch die Steuern der Kraftwerksbetreiber reich wird. Ich habe nicht gegen das Kraftwerk, ich habe gegen Hainburg demonstriert. Sie werden aus meinem Mund nie ein Wort gegen rollstuhlgerechte Donaubegleitwege vernehmen! Der Mensch ist in die Welt gesetzt, um Ordnung ins Chaos der Natur zu bringen. Wenn diese das Chaos an die Menschen weiterreicht, so ist das einzig und allein ihre Angelegenheit.«

Tritt schüttelte lachend den Kopf.

Ein alter rumänischer Schlepper, die »Dragasani«, näherte sich, flußabwärts fahrend. Groll schwenkte heftig die Signalflaggen, daraufhin trat ein Mann aus dem Führerstand, drohte mit der Faust und rief Schmähungen.

»Was haben Sie dem Schiff signalisiert?« fragte Tritt. Groll öffnete sein Buch und drehte es Tritt zu. Der las laut: »Signal für Rumänien: Steigt König Michael empor, sprenge ich das Eiserne Tor!«

Groll nickte zufrieden.

»Und das ukrainische Schiff? Welche Botschaft hatten Sie für das ukrainische Schiff bereit?« Groll blätterte eine Seite um, Tritt las:

»Kein roter Stern am weißen Schiff? Ich wünsche Bruch am nächsten Riff!« Tritt war außer sich. »Geschätzter Groll! Sie gefährden mit diesen Signalen die Schiffahrt!«

»Verehrter Tritt! Das hat vorige Woche der Kapitän der deutschen ›Anna Blomberg‹ auch gerufen, bevor er auf der Sandbank dort drüben auf Grund gelaufen ist«, antwortete Groll stolz.

»Ich möchte nicht wissen, was Sie dem Kapitän geflaggt haben.«

»Bismarck, U-290, Gneisenau. Auch Du säufst heut noch ab: Helau!« sagte Groll.

Über Tritts Gesicht liefen nervöse Zuckungen.

Offensichtlich fehle ihm das richtige Verständnis für das Signalwesen in Zeiten unruhigen Fahrwassers, meinte Groll. Er werde aber heute über diese Unzulänglichkeit hinwegsehen, es gelte den historischen Moment zu würdigen, da Österreich durch den Wasserweg mit der Aufklärung verbunden werde. Das Glas erhebend sprach er in feierlichem Ton: »Heute, am 30. September 1992 um neun Uhr vormittag, ist das erste Schiff, das den Rhein-Main-Donau-Kanal passiert hat, im Wiener Hafen eingetroffen. Es handelt sich um den Schüttgut-Selbstfahrer ›Libre II‹ aus Rotterdam. Der Kapitän hat die Ladung, französischen Rotwein in Stahltanks und senegalesische Erdnüsse, unverzüglich – ohne einen Schritt an Land zu setzen – gelöscht und befindet sich mit dem Rest des Ladeguts, englischen Kondomen und dreißigtausend Bibeln in Slowakisch, auf dem Weg nach Bratislava. Jetzt wird die ›Libre II‹ auf der Höhe von Deutsch-Haslau sein. Hoffentlich läuft sie nicht auf Grund, die Donau ist bei

Niederwasser fast so schwer zu befahren wie der Weiße Nil oberhalb von Khartum.«

Woher Groll denn das wisse?

Er sei nicht immer im Rollstuhl gesessen, antwortete Groll. Im übrigen solle Tritt nicht vom wichtigsten Datum in der tausendjährigen Geschichte Österreichs ablenken; denn von nun an liege Österreich an der Nordsee und nicht an trostlosen Lacken, die in noch trostlosere Tümpel übergehen.

»Sie sprechen vom Schwarzen Meer und vom Mittelmeer?« fragte Tritt.

»Ich spreche von Brackwasser, von mit Lehm verklumpten Suhlen, deren lächerliche Gezeiten noch unter den Krebsen für Empörung sorgen. Diese Hochstapler der Tektonik, die an Tiefe und Gehalt von jedem mittleren Gletschersee übertroffen werden, diese Karikaturen der Ozeane, die sich den Ehrennamen Meer aneigneten wie die ukrainische Mafia die sowjetische Donauflotille, möchte ich nicht in einem Atemzug genannt wissen mit den Weltmeeren, dem Atlantik und dem Pazifik. In dieser Stunde hört Österreich auf, ein Binnenland zu sein, wir vereinigen uns mit dem Atlantik, dem Golf- und dem Benguelastrom. Es wächst zusammen, was nie zusammengehörte. Der Wurmfortsatz findet einen Ausgang. Österreichs Isolation ist ausgestanden. Anstatt in seinem Inneren zu wühlen, kann das Land sich glücklich entäußern. Es tut nichts zur Sache, daß dieser Glücksfall die Österreicher ebenso unvorbereitet wie unverdient trifft. Die Weltläufigkeit ist keine Frage der Kultur, sie ist eine Frage des Wasserstandes.«

»Eine kühne Sichtweise!« Tritt nahm einen Schluck vom Rotwein.

»Die einzig mögliche.« Groll folgte seinem Beispiel. »Wenn Sie je gesehen haben, wie ungezwungen weltoffene Menschen sich in einer Küstenstadt inmitten jahrhundertealter Kulturgüter bewegen, würden Sie mich besser verstehen.«

»Wo wurden Sie Zeuge eines derartigen Schauspiels?«

»In Antwerpen, im Jahre 1987. In jener wunderbaren Stadt an der Mündung der Schelde wurden damals im Dom, einem imposanten Tempel des frühen Handelskapitalismus, Ausgrabungen vorgenommen. Auf dem Tabernakel lagerten die Überreste mumifizierter Priester, und daneben saßen die Archäologen und verspeisten ihre Jause. Zu ihren Füßen drängelten sich Schulkinder, sie erörterten lebhaft und pietätvoll die einstigen Berufe der halb verwesten Leichen. Das, verehrter Herr Magister, nenne ich Weltoffenheit, so sieht der respektvolle Umgang selbstbewußter Bürger mit dem Tod aus, so eignen sich weltoffene Menschen kulturelles Erbe an. Stellen Sie sich nur einmal vor, im Stephansdom würden vor den Augen des Publikums Priester freigelegt. Den Widerschein der Scheiterhaufen würde man noch an der Hofburg flackern sehen, und die Schreie der Archäologen würden noch vor der Oper zu hören sein.«

»Sie scheinen von Belgien ja sehr angetan zu sein«, sagte Tritt.

»In Brüssel begegnete ich dem schönsten Architekturensemble meines Lebens«, erwiderte Groll. »Eine Barockkirche, die vollständig von Geschäften eingemauert ist; das Kirchenschiff dient als Lagerhalle. Mein Begleiter und ich weinten Tränen der Freude, als wir dieses Kleinods ansichtig wurden.« Er nahm einen Schluck vom Wein. »Und in Wien streiten die Menschen darum, ob hinter barocken Pferdeställen ein schmalbrüstiger Turm aufgeführt werden darf!«

»In Brüssel gibt es derartige Kabalen nicht?«

»Fahren Sie einmal mit dem Rollstuhl durch Brüssel, rollen Sie durch die Altstadt! Die Gehwege sind abgeschrägt, die Fußgängerzonen mit einem menschengerechten Belag ausgestattet. Im Gegensatz dazu ist der neu gestaltete Minoritenplatz einer der gefährlichsten Orte ganz Wiens. Täglich verunglücken dort Fußgänger, weil sie auf der zerklüfteten Steinlandschaft straucheln. Nicht wenige Kleinkinder, die in Kinderwagen über die Waschrumpel geschleift werden, müssen danach wegen eines Schädel-Hirn-Traumas ins Spital gebracht werden; vorwitzige Rollstuhlfahrer bezahlen die Befahrung des Platzes mit Achsbrüchen und, falls sie es wider Erwarten bis zur Bruno-Kreisky-Gasse schaffen, mit tagelangem Doppelsehen und hartnäckigem Drehschwindel. Das kommt heraus, wenn die Wiener Stadtplaner ihre historische Ader entdecken. Dabei rede ich gar nicht von den Straßen in Universitätsnähe, die für Rollstuhlfahrer gänzlich unpassierbar sind, oder von den großen Einkaufsstraßen Kaiser-, Alser oder Währinger Straße.«

»Sie können doch nicht leugnen, daß es immer mehr abge-schrägte Gehsteige in Wien gibt«, warf Tritt ein.

»Das stimmt, und wenn das gegenwärtige Tempo der Abschrä-gungen beibehalten wird, dann wird der Bereich innerhalb des Gürtels bereits im Jahr 2470 durchgehend für Rollstuhlfahrer befahrbar sein. Vom entschlossenen Vorgehen der Stadtverwal-tung zeugt auch die Novellierung der Wiener Gehsteigverord-nung. Darin ist festgelegt, daß im Zuge von Bauarbeiten im Kreuzungsbereich die Gehsteige abgesenkt werden müssen. Die Baufirmen brauchen dies nur der Behörde zu melden und be-kommen dann prompt die Mehrarbeit abgegolten.«

»Das nenne ich eine effiziente Verwaltung«, sagte Tritt.

»Ja, man sollte eine Baufirma gründen«, antwortete Groll.

Ein rumänisches Schubschiff, die »Giurgiu 9«, näherte sich, flußabwärts fahrend. Groll flaggte eine Botschaft, Tritt schlug im Buch nach und las laut: »›Dem Stachel im Fleisch der Slawen wünsch' ich in der Suppe Schaben! La revedere!‹ Lieber Freund, was Sie hier treiben, ist Neutralitätsgefährdung!«

»Tote kann man nicht gefährden«, sagte Groll sachlich.

Die Neutralität sei vom Parlament noch nicht aufgehoben wor-den, beharrte Tritt. Das sei auch gar nicht notwendig, entgegnete Groll. Die Neutralität habe ihren Schutzherren verloren, sie sei auf den Mut und die Phantasie der Österreicher angewiesen und werde daher untergehen, sagte Groll. Sie sei ja auch nicht für ewig gedacht gewesen, sie sollte nur »immerwährend« sein, was im Österreichischen einer Zeitspanne von rund dreißig Jahren entspreche. Und sie sei auch nicht dem Wunsch der Österrei-cher nach Frieden entsprungen, wer sage, er wähle etwas aus »freien Stücken«, gebe damit nur zu, daß er unter Zwang hand-le. Er, Groll, bleibe dabei, daß der Anschluß Österreichs an Eu-ropa das Beste sei, was diesem Land widerfahre, seit die Awaren die heimatlichen Wälder mit Leben erfüllten. Tatsächlich sei es gänzlich ohne Bedeutung, daß die Neutralität abgeschafft werde, sie sei seit dem Ende der Sowjetunion ohnehin nur eine Hülle ohne Inhalt, ein Relikt wie der einsame Rotgardist am Schwar-zenbergplatz.

Groll säuberte das Objektiv seines Fernglases mit einem Ta-schentuch.

Deutsche Lehrerzeitung

Unabhängige Wochenzeitung für Schule und Gesellschaft

Wenn Sie diese Postkarte mit Ihrem Namen und
Ihrer Anschrift (bitte lesbar) versehen und
Zutreffendes ankreuzen, passiert folgendes:

Sie erhalten:

☐ 3 Wochen die »Deutsche Lehrerzeitung«
kostenlos

☐ den ELEFANTEN ExPRESS

☐ den ELEFANTEN KINDER ExPRESS

Diese Karte habe ich dem Buch

....

entnommen. Mein Urteil:

....

Meine Anschrift:

....
Name   Vorname

....
Straße

Antwort-Postkarte

ELEFANTEN PRESS
Postfach 66
12414 Berlin

Bitte
frei-
machen

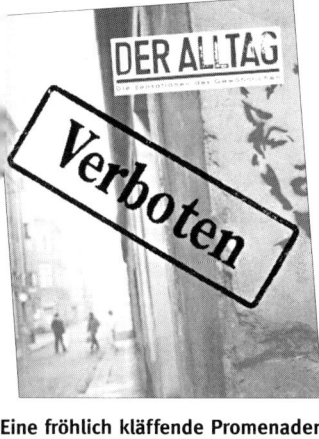

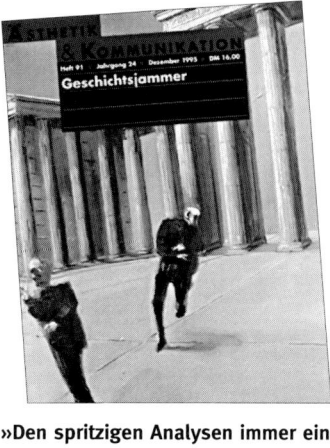

Eine fröhlich kläffende Promenaden-mischung aus Literatur, Wissenschaft und Journalismus: Anthropologie durchs Schlüsselloch.«

DER ALLTAG – Die Sensationen des Gewöhnlichen. Jeder Band in sich abgeschlossen, ein Buch zum Schmökern und Grübeln. Neben dem Hauptteil zum Thema stehen Essays und literarische Miniaturen im »Open house«, erlesene Fotos im »Focus« und Glossen und Berichte in den »Faits divers«.

DER ALLTAG erscheint vierteljährlich im März, Juni, September, Dezember. Jeder Band 192 Seiten, ca. 80 Abb., DM 25,-.

Im Abonnement 4 Ausgaben nur DM 80,-.

Ich möchte den ALLTAG kennenlernen und bestelle:

☐ einen Probeband zum Preis von DM 25,- incl. Versand (Titel bitte ankreuzen).

☐ ein Schnupperpaket mit 4 Ausgaben zum Preis von DM 50,- incl. Versand (bitte ankreuzen).

☐ 63: Das geheime Leben ☐ 64: Wo bitte geht's zum Krieg? ☐ 65: Grübeln ☐ 66: Wie alt bin ich? ☐ 67: Das liebe Geld ☐ 68: Der Übermut der Ämter ☐ 69: Liebe & Haß ☐ 70: Verboten ☐ 71: Im Kino

»Den spritzigen Analysen immer eine Nasenlänge voraus.«

ÄSTHETIK & KOMMUNIKATION ist die Zeitschrift für unbequemes Denken. Voller Unruhe scant Ä&K mit dem Esprit der Neunziger die Trends von morgen ab. Neben den »Themenschwerpunkten« stehen »Notizen zur Zeit« und das »Buchjournal«.

ÄSTHETIK & KOMMUNIKATION erscheint vierteljährlich im März, Juni, September, Dezember. Jedes Heft 128 Seiten, ca. 15 Abb. DM 16,- .
Im Abonnement 4 Hefte nur DM 58,-.

Ich möchte ÄSTHETIK & KOMMUNIKATION kennenlernen und bestelle:

☐ ein Probeheft zum Preis von DM 16,- incl. Versand (bitte ankreuzen).

☐ ein Schnupperpaket mit 4 Heften zum Preis von DM 30,- incl. Versand (Titel bitte ankreuzen).

☐ 84: Change – Collagen des Politischen
☐ 85/86: Im Dschungel der politisierten Gesellschaft (Doppelheft) ☐ 87: Körper – Antikörper
☐ 88: Medien an der Epochenschwelle?
☐ 89: Machtlücke ☐ 90: TeleKult – Von Ohr zu Ohr ☐ 91: Geschichtsjammer ☐ 92: Demontage – Zum Umbau der Industriegesellschaft

Ort, Datum: ....

Unterschrift: ....

Meine Adresse habe ich umseitig notiert.

»Die Wahrheit, lieber Freund, ist: Ich fürchte die Österreicher, wenn sie Geschenke machen. Ich zittere vor dem Moment, da sie ihrer Identität freie Bahn lassen. Sobald die hinfällige österreichische Bourgeoisie und ihre Gehilfen, die Sozialdemokraten, sich anschicken, der Neutralität einen neuen Inhalt zu geben, bleibt nur die Flucht über den Rhein-Main-Kanal, denn dann wird aus der Donau ein Strom von Blut. Die herrschende Klasse dieses Landes darf nie, nie! selbständig werden; die Abhängigkeit von einer Schutzmacht ist unabdingbar, soll das Schlimmste, die Wiederkehr österreichischer Größe, verhindert werden!«

Groll stelle die Dinge auf den Kopf, sagte Tritt. Allerorten werde Klage geführt, daß Österreich auf dem Weg zu einer deutschen Kolonie sei.

»Wer klagt?« fragte Groll. »Journalisten, die es nicht geschafft haben, in deutschen Zeitungen unterzukommen. Wer aber sorgt sich um die Deutschen? Wer nimmt ihnen den Mühlstein Österreich ab, jetzt, da sie vor lauter Einheit nicht ein und aus wissen? Ich plädiere dafür, Österreich als Provinz an Holland anzuschließen! Im Ijsselmeer ist noch Platz. Das wäre eine lohnende Aufgabe für die versprengte Restlinke, sie sollte die alte Losung ›Proletarier aller Länder, vereinigt euch‹ den neuen Verhältnissen anpassen: ›Patrioten aller Länder, verpißt euch‹. Das Beitrittsgesuch an die EU muß unbedingt mit der Forderung nach dem Beitritt zu den Niederlanden ergänzt werden. Falls das holländische Boot voll ist, käme auch Belgien in Frage. Über Kanäle ist Belgien auch mit dem Rhein und so mit Österreich verbunden.«

»Der Streit zwischen Flamen und Wallonen ist Ihnen wohl unbekannt?« entgegnete Tritt.

»Er ist nichts gegen die Liebe der Österreicher zu ihrer monströsen Geschichte.«

»Und die Krise der Stahlindustrie in Wallonien?«

»Lächerlich im Vergleich zur Lage der verstaatlichten Betriebe in Österreich.«

»Und die hypertrophe EU-Bürokratie?« beharrte Tritt.

»Harmlos gegen den Alltag in Österreichs Amtsstuben. Verstehen Sie doch: Ich sehne den Tag herbei, an dem die Geschicke dieses Landes in Brüssel entschieden werden. Hoffentlich erlegt sich die EU keine Zurückhaltung auf, ich will, daß den Österreichern auf Punkt und Beistrich vorgeschrieben wird, wie Menschen miteinander umzugehen haben; ich will, daß die öffentlichen Verkehrsmittel auch für alte und behinderte Menschen benutzbar sind, ich will, daß die Respektierung von Behindertenparkplätzen selbstverständlich ist, ich will, daß Hundebesitzer den Kot ihrer Bestien mit der Hand auffangen, sodaß ich endlich auch in Wien den Blick heben kann, wenn ich mit dem Rollstuhl durch die Stadt fahre. Schließlich bin ich dafür, die Burenwürste in Brüssel abzupacken und in Rotterdam zu prüfen, bevor sie auf den heimischen Markt kommen. Gewürztes Kunstblut ist immer noch bekömmlicher als fettriefender Mehlpapp.«

»Sie sind ungerecht und versündigen sich am österreichischen Weg«, sagte Tritt angewidert.

»Der österreichische Weg ist die Bruno-Kreisky-Gasse, und die ist unpassierbar«, antwortete Groll.

»Sorgen Sie sich nicht um die Zukunft dieses schönen Landes?« rief Tritt mit einer großen Geste.

»Doch. Meine größte Sorge gilt der Bundesregierung. Die EU-Kampagne ist der beste Weg, die Österreicher für alle Zeiten Europa zu entfremden.« Groll suchte durch das Fernglas die Donau ab. »Jetzt müßte bald die ›Libre II‹ auftauchen.«

Groll übertreibe, sagte Tritt. Es gebe in der EU-Propaganda vielleicht Anlaufschwierigkeiten, die würden aber vorübergehen. Im großen und ganzen seien die Österreicher ausreichend über die EU informiert.

»Im großen und ganzen werden die Österreicher betrogen, aber sie sind daran ja nicht unschuldig. Diese Regierung wird zum Fluch, wenn sie Gutes will. Falls sie ihre Kampagne für den Beitritt nicht sofort stoppt, ist die europäische Chance verspielt.«

Wie Groll zu dieser Auffassung komme, fragte Tritt.

»Ich habe gestern das ›EU-Telephon‹ im Bundeskanzleramt angerufen, weil ich wissen wollte, welche Verbesserungen wir Behinderten vom EU-Beitritt zu erwarten haben. Dort sagte man mir, das wisse man nicht, ich möge mich an das Büro der EU-Staatssekretärin wenden. Ich rief an und sprach mit der Staatssekretärin selbst! Sie war sehr freundlich, wir plauderten lange über dies und das, und auf meine Frage antwortete sie ohne Umschweife, sie habe keine Ahnung von der Situation der Behinderten in der EU, ich solle doch den Gemeinderat K., den Vorsitzenden der Wiener Gemeinderätlichen Behindertenkommission, anrufen. Wenn ich etwas in Erfahrung brächte, wäre sie für Informationen dankbar. Ich verabschiedete mich höflich und rief im Büro des Gemeinderats an. Seine Sekretärin teilte mir mit, der Gemeinderat sei auf Dienstreise in Brüssel, sie versicherte mir aber glaubhaft, daß er in dieser Frage nicht Bescheid wisse. Sollte ich mich aber in der gegenständlichen Angelegenheit kundig gemacht haben, möge ich es die Wiener Gemeinderätlichen Behindertenkommission wissen lassen. Schließlich fragte sie mich, ob ich es schon bei der Magistratsabteilung 12 versucht hätte. Ich verneinte, rief aber sogleich dort an und wurde mit einem Beamten verbunden, der mir zwar nichts über die Situation der Behinderten in der EU sagen konnte, aber vorschlug, ich solle mich doch an die EU-Staatssekretärin wenden, jene wisse sicher mehr. Nachdem ich mich von dem freundlichen Beamten verabschiedet hatte, nicht ohne ihm zu versprechen, daß ich allfällige Informationen an ihn weiterreichen würde, gab ich auf. Und am nächsten Tag fand ich in der Post einen Brief der Staatssekretärin vor, in dem sie mich nochmals ersuchte, sie auf dem laufenden zu halten. Ich weiß jetzt, wozu diese Büros, diese Informationsstellen, diese Kampagnen dienen: Ihre Aufgabe ist es, die Österreicher von Europa abzuschrecken, ihre Betreiber sind in Wahrheit Agenten der Anti-EU-Mafia. So ist die Lage. Der Erfolg der EU-Kampagne der Bundesregierung, verehrter Magister, hängt jetzt von einem Invalidenrentner aus Wien-Floridsdorf ab. Im allgemeinen habe ich ja keine schlechte Meinung von mir, aber ich fürchte, diese Last ist mir doch zu schwer. Vielleicht verstehen Sie jetzt, warum für mich die wasserseitige Öffnung Österreichs so wichtig ist. Der Rhein-Main-Donau-Kanal ist die letzte Medizin für dieses Land, er ist gleichsam der rettende Einlauf.«

Wieder suchte er den Fluß nach dem holländischen Schiff ab. Plötzlich stieß er einen Freudenschrei aus.

»Sie kommt! Dort hinten, die ›Libre II‹. Oh, du Perle der Fahrtrinne, du stählerne Hoffnung! Sehen Sie, wie genau sie die Boje passiert! Jetzt nimmt sie Fahrt weg, sie ist vorsichtig, sie ist umsichtig, sie ist großartig! Welch ein Anblick: die Flagge Hollands auf der Donau!«

Die »Libre II« näherte sich rasch, Groll zog eine gelbe Flagge hervor und schwenkte sie heftig.

»Was signalisieren Sie?« fragte Tritt.

»Gelbe Flagge: Pest an Land. Nicht anlegen, weiterfahren. Ich muß den Holländer schützen.«

Tritt taumelte zurück, ein Rasseln entwich seiner Kehle. Das Schiff fuhr vorüber, der Kapitän winkte Groll lachend zu, der schwenkte die Fahne mit beiden Händen, der Rollstuhl wackelte bedrohlich. Als das Schiff auf Wurfweite entfernt war, sandte der Kapitän einen letzten Gruß, zweimal dröhnte das Schiffshorn durch die Au.

Groll hatte Tränen in den Augen, als er sich Tritt zuwandte, der den Kopf hin und her warf wie ein Reiher einen gefangenen Fisch. »Es ist vollbracht. Ich preise die Geographie, den letzten Trost der Stumpfhirnigen, deren Träume in unserem Land selten das nächste Tal einschließen. Jetzt gewinnt der Blick an Weite, ferne Gestade sind zum Greifen nah, die Küstenstädte der Welt, die Laboratorien der Zivilisation umspülen die Herzen und erhellen die Kehlen. Ich ehre die großen Flüsse, und ich verneige ich mich vor der Donau, dem einzigen Zusammenhang dieses inferioren Kontinents, der nicht durch Mord und Totschlag in die Welt gekommen ist. Heute ist der größte Festtag seit dem Hinscheiden Kaiser Karls anno 1921! Alle Menschen guten Willens begehen diesen Tag in stiller Freude und tätiger Hilfe für unsere westeuropäischen Nachbarn, die, dem Lauf des Stromes folgend, vor Österreich nicht zurückschrecken. Ich leistete meinen Beitrag, indem ich den Schiffern den rechten Weg wies.«

Er erhob das Glas und trank, Tritt rannte hinter ihm auf und ab. Groll wies ihn zurecht. Er sagte, Tritt solle sich der Würde des Tages entsprechend benehmen. Immerhin könne er als einer der wenigen sagen, er sei dabei gewesen.

Tritt hielt inne. »Goethe! Das sind seine Worte! Anno 1792 anläßlich der Schlacht von Valmy, als die vereinigten Königsheere von den revolutionären Sansculotten, den Bloßfüßigen, geschlagen wurden.«

»Ein langes Leben Ihrem Geschichtslehrer. Hat er Ihnen aber auch erzählt, daß Goethe in Wirklichkeit das Projekt des Rhein-Main-Donau-Kanals im Auge hatte, als er diesen berühmten Satz niederschrieb? Der spätere Geheimrat war erwiesenermaßen ein Förderer des Verkehrs, ein unermüdlicher Mentor der Binnenschiffahrt. In ›Dichtung und Wahrheit‹ beschreibt er den Rhein oberhalb Straßburgs mit großer Wärme. Den Rheinauen, in die er sich mit seiner Geliebten ins Ruderboot zum Zwecke des Verkehrs zurückzog, widmet er hymnische Gesänge. Und seine Minnereise nach Bamberg, Jahre später – wie anschaulich geraten ihm die Bilder der Uferlandschaft und wie sehr verblaßt dagegen das Ziel der Reise, die Geliebte! Und was die Donau angeht, so brauchen Sie nur im ›West-Östlichen Diwan‹ nachzulesen.«

»Genug! Sie behaupten allen Ernstes, daß Goethe den Rhein-Main-Donau-Kanal beschrieb?«

Groll antwortete, er behaupte das nicht nur, er könne es beweisen. Ohne Goethe würde sich heute zwischen Bamberg und Regensburg ein Loch in der Natur auftun.

Daraufhin entspann sich eine hitzige Diskussion, die nur durch die Passage des slowakischen Tragflügelbootes »Mijava« und eines österreichischen Öltankers, der »Möll«, unterbrochen wurde. Als es zu dunkeln begann, sagte Groll:

»Ich denke, wir können gehen. Meine Arbeit ist getan. Die Flaggen und die Bücher packen Sie bitte ins Netz, der Tisch und die Gläser kommen unter den Holzstoß dort vorn.«

Tritt tat wie ihm geheißen, sie machten sich auf den Weg. Über dem Auwald ging die Sonne unter.

»Es ist herrlich hier draußen«, sagte Tritt.

»Ja«, bekräftigte Groll, »ich rieche das Meer. Zur Feier des Tages dürfen Sie mich schieben.«

Tritt, der neben dem Rollstuhl hergelaufen war, reichte Groll die Reiherfeder und wechselte hinter den Stuhl.

»Lieber Tritt, ich werde Sie auf ein Glas Sturm einladen«, sagte Groll nach einer Weile.

»Lieber Groll, ich nehme Ihre Einladung an«, entgegnete Tritt.

Hoch über ihnen zogen zwei Reiher über den Strom.

Groll begründet eine Wissenschaft

*Auf einer Hügelkuppe des Hochleitenwaldes über Pillichsdorf sitzt
Groll in seinem Rollstuhl, eine Landkarte auf den Beinen, und
läßt den Blick über das nördliche Marchfeld schweifen. Manchmal blickt er durch ein Fernglas und spricht dann in ein Diktiergerät.*

*Durch einen steilen Hohlweg fährt ein Mountainbiker mit großer
Geschwindigkeit zu Tal, er nähert sich Groll, der den Radfahrer
mit dem Fernglas beobachtet. Der Mountainbiker ruft »Zur Seite,
ich habe alles unter Kontrolle!«, rattert an Groll vorbei und kollidiert nach wenigen Metern mit einer Akazie. Die Wucht des An-
pralls entwurzelt den Baum, der Radfahrer wird unter Löß begraben.*

*Groll fährt ein paar Meter bergab und bremst dann den Rollstuhl
ein.*

GROLL Magister Tritt, ist Ihnen etwas zugestoßen? Ich kann
nicht näherkommen, es ist zu steil.

TRITT *aus dem Gestrüpp* Bleiben Sie nur, lieber Freund, bleiben
Sie! Ich helfe Ihnen gleich.

GROLL Ich komme allein zurecht. Brauchen Sie denn keine Hilfe?

TRITT *rappelt sich auf* Wo denken Sie hin! Ich habe alles im
Griff. Ein unerfahrener Mountainbiker hätte einen fürchterlichen Unfall gebaut. Das Sträuchlein wurde von mir ganz bewußt angesteuert, als Bremsfallschirm. Ich habe kürzlich einen
Mountainbikekurs für Universitätsangestellte besucht und lernte dort, daß der erfahrene Radsportler, wenn die Geschwindigkeit zu groß wird, sich zwecks Verminderung der Sturzgefahr der
Natur anvertrauen soll.

GROLL Und deswegen schlagen Sie in die Lehmwand ein wie eine Bombe, entwurzeln einen fünfzig Jahre alten blühenden Aka-
zienbaum und gefährden darüber hinaus Werktätige bei der Arbeit?

TRITT *zieht das Rad aus dem Gestrüpp hervor* Wo sehen Sie hier Werktätige? *Stellt das Rad auf.* Sehen Sie nur, es hat nicht einmal einen Kratzer davongetragen. Eine japanische Speziallegierung!

Groll wendet den Rollstuhl und fährt zu seinem früheren Standort zurück. Tritt folgt ihm mit dem geschulterten Rad.

GROLL Der Werktätige bin ich. *Spult das Band zurück, man hört seine Stimme* »Deutsch Wagram. Mittelhoher Profanbau aus den ausklingenden fünfziger Jahren in weißer Signallackierung, drei Steigfenster im oberen Drittel. Harmonische Einbettung in den Ortskern, vorbildliche Raumaufteilung mit einer Flachdachhalle am Bahnhof.« *Schaltet das Diktiergerät ab.*

TRITT Was machen Sie da? Beschreiben Sie Kirchtürme?

GROLL Wo denken Sie hin! Ich katalogisiere Silos.

TRITT Silos?

GROLL Hochmögende Speicher, wenn Sie diesen Ausdruck vorziehen.

TRITT Und warum das?

GROLL Ich habe gelesen, daß die niederösterreichische Landesregierung ein Flurbereinigungsprogramm plant; da faßte ich den Entschluß, diese Sendboten der Urbanität für die Nachwelt zu dokumentieren.

TRITT Sie glauben doch nicht im Ernst, daß die Silos geschleift werden?!

GROLL Ich bin mir dessen sicher. *Reicht Tritt das Fernglas.* Wenn Sie durch das Glas sehen, werden Sie bemerken, daß rund um die Silos im Marchfeld bereits Baumaschinen zusammengezogen werden.

TRITT *legt das Rad auf den Boden und sieht durch das Glas* Ich erkenne nur eine Schottergrube nahe Seyring.

GROLL Die Schottergrube dient nur der Tarnung.

TRITT *reicht Groll das Glas* Sie phantasieren!

GROLL Keineswegs. Ich habe Beweise. *Zieht einen Prospekt aus dem Netz seines Rollstuhls und reicht ihn Tritt.* Was sehen Sie?

TRITT Ein Wahlplakat der ÖVP für die Landtagswahlen. »Erwin Pröll. Ein Land bricht auf.«

GROLL Ich wußte, daß Sie mir recht geben werden. *Rollt das Plakat wieder ein.* Pröll wurde gewählt, und wie ich ihn kenne, wird er unverzüglich darangehen, das Wahlprogramm zu verwirklichen: Niederösterreich wird aufbrechen!

TRITT Das ist doch nur symbolisch gemeint! Pröll meint den Aufbruch zu neuen Ufern. Sie dürfen doch politische Slogans nicht wörtlich nehmen!

GROLL Erwin Pröll ist ein ehrlicher Mann, ich sehe keinen Grund, ihn nicht beim Wort zu nehmen. Wenn das Land aufbricht, stürzen als erstes die Silos in sich zusammen. Es ist eine vornehme Aufgabe, den kommenden Generationen ein Bild der untergegangenen Kultur zu vermitteln. Jemand muß sich dieser Arbeit annehmen.

TRITT Der »Jemand« sind Sie!

GROLL *stolz* So ist es! Ich arbeite an einem repräsentativen Bildband: »Die geschleiften Silos des Marchfelds in Wort und Bild. Beiträge zur ersten Etappe des niederösterreichischen Flurbereinigungsprogramms«. Bezüglich des Vorworts habe ich mich schriftlich mit dem Wolkersdorfer Stadtbaumeister, dem niederösterreichischen Feuerwehrkommandanten und dem Büro des Landeshauptmanns in Verbindung gesetzt.

TRITT Wie war die Reaktion?

GROLL Ich bin zuversichtlich. Bis jetzt habe ich noch keine abschlägige Antwort erhalten. Das zeigt mir, daß höheren Orts mein Projekt mit Wohlwollen aufgenommen wird. Wahrscheinlich sind die Landesgremien gerade dabei, einen Vertrag für mein Buch, das ohne Zweifel eine kulturwissenschaftliche Reihe begründen wird, auszuarbeiten.

TRITT Ich fürchte, Sie überschätzen die niederösterreichische Landesregierung!

GROLL Keinesfalls. Ich gehe davon aus, daß mein Buch noch vor der Weinlese im Wege des Postwurfs jedem niederösterreichischen Haushalt zugestellt wird.

TRITT Sie träumen! Wenn Sie glauben, daß auch nur ein Mensch den Silos eine Träne nachweint, dann irren Sie!

GROLL Schluß mit der Kleingeisterei! Setzen Sie sich und hören Sie zu. Ich lese Ihnen aus der Einleitung meines Buches vor. *Tritt setzt sich ins Gras, Groll liest von einem Zettel.* »Am Anfang der Zeit war kein Silo. In der Abfolge der Geschlechter spielten Silos lange Zeit keine bestimmende Rolle. Doch schon aus dem vierten vorchristlichen Jahrhundert verfügen wir über ein Zeugnis, das gemeinhin als Geburtsstunde der neueren Siloforschung angesehen wird. In einem den Kelten zugeschriebenen Erdgrab bei Niederhollabrunn wurde bei Ausgrabungen ein keltisches Kinderbuch gefunden, das vom Silobau zu Großmugl erzählt. Wir können daran ersehen, daß uns aus den Nebeln der Geschichte eine alles überragende Idee erwächst, die Idee des agrarischen Gesamtkunstwerks, die Idee des Silos! Nirgendwo sonst tritt dem Beschauer die Einheit von Sinn und Höhe, Form und Inhalt, bewahrender Sammlung und stolzer Monumentalität so vollendet entgegen wie im Silo. Der Silo ist der verfestigte Kern der Landschaft, er ist das Substrat menschlicher Kraft, in ihm manifestieren sich überschießende Leidenschaft und ruhende Stärke, er ist sowohl Zeugnis des Reichtums, Beton gewordene Arbeit, als auch Mahnmal des Widerstands gegen die steinerne Lüge, die Kirchtürme, und fungiert daher als ideelle Währung des Landes. Ein Land ohne Silos ist ein Land des Niedergangs, eine bauliche und geistige Ödnis.«

TRITT Eine kühne Sichtweise!

GROLL *überblättert einige Seiten und liest* »Ich fasse zusammen: Dem Silo kommt somit höchste aufklärerische Strahlkraft zu. In rückständigen Landstrichen, die vom Katholizismus so verheert wurden, daß selbst die Türken sich nicht zu halten vermochten, ist es der Silo, der als einziger die Fahne der Aufklärung hochhält; für alle sichtbar, wetteifert er mit den Minaretten des Stumpfsinns: den Kirchtürmen. Nicht ohne Grund läuft der Vatikan seit langem gegen den Silo Sturm. In der päpstlichen Enzyklika ›Silo diabolo‹ (Über die Teufelstürme) wurde schon in den zwanziger Jahren das Programm der Siloschleifung verkündet. Die zweite, gewaltsame Rekatholisierung ist längst im Gang. Und wir sind ihre Zeugen.«

TRITT Sie erheben den Silo zum Popanz!

GROLL Das geht nicht. Das wäre nur umgekehrt möglich. Die Silologie oder Silokunde steckt noch in den Kinderschuhen. Noch! Mein Werk wird diesem betrüblichen Mangel Abhilfe schaffen. In kommenden, besseren Zeiten wird es Lehrstühle für angewandte und spezielle Silologie geben.

TRITT Da bin ich mir nicht so sicher.

GROLL Lassen Sie sich überraschen!

In einer Staubwolke nähert sich eine Autokolonne. Sie hält vor Groll und Tritt. Aus einer dunklen Limousine erscheint Erwin Pröll, schüttelt Groll die Hand und steigt wieder ein. Die Kolonne rast den Hohlweg hinab.

TRITT Was war das?

GROLL Der Landeshauptmann, es wird ernst. Jeden Moment bricht das Land auf. Ich muß mich mit meiner Arbeit beeilen. *Sucht durch das Fernglas das Marchfeld ab und spricht in das Diktiergerät.* Rutzendorf nahe Leopoldsdorf. Klassisch schlanker, freistehender Monumentalbau mit dezenten Art-Deco-Zitaten im Traufenbereich. Eleganter Kontrast zu abgeernteten Gemüsefeldern.

Tritt schultert das Rad und steigt den Hohlweg hinab.

Zur Kur in New York

Im 107. Stockwerk des World Trade Center herrschte reger Betrieb. Die Sitzbänke vor den Panoramafenstern Richtung Brooklyn und Midtown waren voll ausgelastet, nur in Richtung New Jersey gab es noch einige freie Plätze. In der kleinen Automatencafeteria trank Groll Juice aus der Dose und beobachtete einige nobel gekleidete Japaner, die heftig gestikulierend vor einem Getränkeautomaten standen. Ein alter Mann in feinem Nadelstreif leitete das geordnete Vorgehen zur Flüssigkeitsbeschaffung. Seine Begleiter zählten Dollarscheine ab, der Alte sammelte das Geld ein. Mit einer Handbewegung hieß er seine Begleiter zurücktreten. Vorsichtig näherte er sich dem Automaten und führte ihm einen Dollarschein zu. Mit einem schmatzenden Geräusch saugte die Maschine das Geld ein, das Display zeigte die Aufforderung »Choose your beverage«. Von Zurufen angespornt, betätigte der alte Mann einen Druckknopf, der einen symbolisierten Apfel darstellte. Wieder ertönten anfeuernde Rufe. Die Lämpchen des Automaten blinkten; in seinem Inneren rumorte es, und das Gerät spuckte unter metallischem Poltern eine Dose Coca Cola aus. Zwei Japaner fielen einander um den Hals. Der Alte bückte sich, um das Getränk aufzunehmen. Im selben Augenblick traf ihn eine Dose am Kopf; der Mann taumelte. Groll stellte sein Getränk ab und löste die Bremsen des Rollstuhls, er wollte den Männern helfen. Da stürzte der alte Mann sich auf den Getränkeautomaten, attackierte ihn unter lauten Schmähungen, entriß ihm zwei Dosen, sprang behende zur Seite und streckte die Beute triumphierend in die Höhe. Die jüngeren Männer verneigten sich vor dem Alten und führten ihn zu einem Stuhl.

Groll hatte seinen Juice geleert; er fuhr vor den Getränkeautomaten, steckte zwei Scheine in den Apparat, rollte einige Meter zurück, zog eine Krücke aus dem Rollstuhl, legte sie wie eine Lanze in die Armbeuge und fuhr mit großer Geschwindigkeit auf die Maschine zu. Mit der eingelegten Krücke stieß er in das

Fenster mit dem Symbol Coca Cola; der Automat dröhnte, und im Display erschien »You 're welcome!«. Groll drehte sich zur Seite, verstaute die Krücke im Gestänge des Rollstuhls und verschränkte die Arme. Die Japaner kamen näher. Aus dem Automaten polterten Dutzende Dosen. Mit einer Handbewegung lud Groll die Männer ein, sich zu bedienen. Diese stopften die Dosen in ihre Anzüge. Ein gehbehinderter Japaner klopfte Groll freundlich auf die Schulter, sprach einige Worte in japanisch und verbeugte sich. Daraufhin zogen die Japaner ihre Brieftaschen und überreichten Groll Dollarscheine, die er ohne Zögern entgegennahm. Er bedankte sich und rollte in einen ruhigen Winkel der Cafeteria. Dort zählte er das Geld ab.

»Sind Sie mit den Einnahmen zufrieden?« fragte eine Stimme hinter Groll.

Noch bevor Groll sich umdrehen konnte, stand Tritt vor ihm, griff nach den Händen des sprachlosen Groll und schüttelte sie heftig.

»Freund Groll im World Trade Center zu Manhattan!« rief Tritt. »Wenn mir gestern in Wien jemand gesagt hätte, daß ich Sie heute hier treffen würde, ich hätte den Mann für verrückt erklärt!«

»Und ich hätte ihn mit meinen Krücken verjagt. Guten Tag, verehrter Herr Magister!« erwiderte Groll und schob die Geldscheine unter das Sitzkissen. »Ich nehme an, Sie sind beruflich in New York? Besuchen Sie einen Kongreß?«

»Ich vertrete die Österreichische Gesellschaft für Soziologie bei einem internationalen Symposion über die sozialen Folgekosten der Abwesenheit von Hochhäusern im ländlichen Raum«, sagte Tritt stolz. »Was aber, geschätzter Groll, führt Sie denn nach New York? Ich glaubte Sie zur Kur im Rehabilitationszentrum Tobelbad!«

Der Welt bestes Rehabilitationszentrum heiße Manhattan, entgegnete Groll.

Woher dann aber die Ansichtskarten aus Tobelbad kämen?

Ein Kollege, ebenfalls Rollstuhlfahrer, habe sie für ihn aufgegeben, erklärte Groll. Der Kollege fahre jedes Jahr für drei Wochen nach Tobelbad.

»Zur Kur?« fragte Tritt.

Offiziell ja, sagte Groll. Der wahre Grund sei aber, daß der Kollege in Tobelbad eine Geliebte habe. Sie arbeite dort als Krankenschwester, und sein Freund besuche sie, wenn ihr Mann, ein Urologe, seinerseits auf Kur nach Piéstany geht. Der Urologe habe dort zwei uneheliche Kinder mit einer Psychologin aus Bratislava.

»Weiß die Krankenschwester von der Geliebten?« fragte Tritt.

»Niemand außer mir kennt die wahren Hintergründe«, verneinte Groll.

»Gehe ich fehl in der Annahme, daß Sie sich Ihr Schweigen etwas kosten lassen?«

Alle würden ihren Beitrag leisten, sagte Groll. Er betrachte das Geld als Kurmittelersatz; Manhattan sei zwar um vieles preiswerter als Wien, aber er habe gesellschaftliche Verpflichtungen, man wolle ja hin und wieder seine Freunde zum Essen ausführen.

Für einen Invalidenrentner führe er ein aufwendiges Leben, meinte Tritt. Mit etwas Verstand und den richtigen Kontakten könne man auch als Berufsunfähigkeitspensionist reüssieren, pflichtete Groll bei.

»Ich weiß, Sie sind ja der Auffassung, daß in Österreich behindert zu sein einem vollwertigen Beruf gleichkommt«, lachte Tritt. Er hockte sich vor Groll auf die Fersen. »Ich würde an Ihrer Stelle aber etwas vorsichtiger sein. Was, wenn jemand, der Ihnen übelwill, Sie hört! Ein Uneingeweihter könnte Sie für einen Sozialschmarotzer halten!«

»Ich würde ihm auseinandersetzen, daß auch in dieser Branche die Luft an der Spitze dünn ist.«

»Sie kommen noch ohne Sauerstoff aus?«

»Ich gebe mein Bestes.«

Tritt stand auf. »Genug der Scherze, geschätzter Freund! Was führt Sie jetzt wirklich nach New York?«

»Die Gesundheit, verehrter Herr Delegierter. Ich bin hier zur Kur«, antwortete Groll.

»In New York? Machen Sie sich nicht lächerlich!«

»Es ist aber so«, beharrte Groll. »Ich fahre jedes Jahr nach Manhattan auf Kur, ohne sie würde ich den österreichischen Herbstwinter kaum überleben.«

»Und mit kleinen Handreichungen für durstige Touristen bessern Sie Ihre Börse auf?«

Es sei gar nicht so leicht gewesen, den Getränkeautomaten zu präparieren, sagte Groll. Seine Kur sei ausschließlich privat finanziert; denn die Krankenkasse, diese betrügerische Vereinigung zur Potenzierung des Leids kranker Menschen, bewillige ja nur Kuren auf dem Land. Die Kasse wisse zwar, daß die Menschen dort noch kränker seien, als sie es in den österreichischen Städten ohnehin sind, für Manhattan aber, wo es urbane Inseln gebe, welche günstige Auswirkungen auf den morbus austriacus haben, verweigere sie jeglichen Zuschuß.

Nichts hasse die Kasse mehr als mündige Patienten. Er, Groll, richte seine Gesundheitsplanung schon seit Jahren nach diesem Befund aus. Anfangs habe er sich geweigert, für versprengte Kassenkontrollore die Wohnungstür zu öffnen; dann habe er den Selbstbehalt für ein Rollstuhlkissen, 6.524 Schilling und vierzig Groschen, dem Schalterbeamten in der Kassenzentrale in fünfundsechzigtausendzweihundertvierzig Zehngroschenstücke ausgezahlt, wofür er einen Lastrollstuhl hinter sich hergezogen habe; und als er im Vorjahr dem Chefarzt die Blutdruckmessung verweigert und ihm erklärt habe, daß er dessen Mundgeruch gerade noch, die tierische Ausdünstung jedoch keinesfalls mehr ertragen könne, habe dieser einen Herzinfarkt erlitten. Der Tod sei ihm gnädig gewesen, denn die Staatsanwaltschaft habe wegen eines Medikamentenschmuggels nach Piéstany gegen ihn ermittelt. Die Justiz sei tätig geworden, weil eine Anzeige bei der Aufsichtsbehörde eingegangen sei. Vielleicht würde Tritt jetzt verstehen, warum die Kasse sich ihm gegenüber zugeknöpft gebe, schloß Groll.

»Von wem stammte die Anzeige?« fragte Tritt.

»Es handelte sich um eine anonyme Sachverhaltsdarstellung. Sie wurde in Wien Groß-Jedlersdorf aufgegeben. Mehr kann ich nicht sagen, ohne in ein schwebendes Verfahren einzugreifen«, rief Groll, der weitergefahren war, über die Schulter.

»Wollen wir uns nicht ein wenig auf der Südseite ergehen?« fragte er, nachdem Tritt aufgeschlossen hatte. »Mit Vergnügen!« antwortete Tritt. »Welcher Seite geben Sie den Vorzug? Gehen wir Richtung East River oder Richtung Hudson?«

Richtung Behindertentoilette, antwortete Groll. Im 107. Stockwerk des World Trade Centers die Behindertentoilette zu benützen, gehöre zur Kur.

Vor dem Eingang zur Herrentoilette grüßte Groll eine attraktive schwarze Toilettenaufseherin, die in ein Buch vertieft war. Die Frau blickte kurz auf und erwiderte den Gruß in vertrautem Ton. Als Groll die Toilette verließ, wartete Tritt schon auf ihn.

»Haben Sie Madame Phoebe schon bezahlt?« fragte Groll.

»Freilich«, sagte Tritt, »einen Vierteldollar.«

Groll wurde blaß, er zog zwei Eindollarnoten aus seiner Hose und legte sie mit den Worten »Sorry, Ma'm, he is from Austria!« vor Madame Phoebe auf den Tisch.

»Your friend?« fragte sie. Ihre Stimme war belegt.

»Yeah, Ma'm«, antwortete Groll.

»He's welcome.« Sie wandte sich wieder ihrem Buch zu.

Tritt streckte ihr die Hand zum Gruß entgegen und sagte: »How do you do?«

Groll packte Tritt an der Hand und riß ihn mit sich fort. Als sie aus dem Blickfeld von Madame Phoebe waren, bremste er den Rollstuhl ein. »Ich warne Sie, verehrter Herr Dozent! Ich lasse nicht zu, daß Sie meinen guten Ruf in Manhattan ruinieren!«

Er sei nur neugierig gewesen, die Frau habe sein soziologisches Interesse geweckt, rechtfertigte sich Tritt.

»Darin besteht ja Ihre Unhöflichkeit!« rief Groll. »Anstatt Madame Phoebes Oberweite zu bewundern, starrten Sie ihr penetrant auf die Finger. Als hätten Sie noch nie die Hände einer schwarzen Frau gesehen!«

»Ich wollte nicht anzüglich sein. Ich gebe zu, es kostete mich einige Mühe, den Blick nicht zu heben. Die Natur hat Madame Phoebe verschwenderisch ausgestattet«, räumte Tritt ein.

»So ist es«, bestätigte Groll. »Selbst einem Dozenten für Soziologie steht es nicht zu, die Natur zu ignorieren. So benehmen sich nur Rassisten.«

»Weil ich einer schwarzen Frau nicht auf die Brüste starre, bin ich doch kein Rassist!« empörte sich Tritt.

»Doch«, sagte Groll. »Jeder Mensch, der sich mit der Natur eins wähnt, verdient unser Mitgefühl. Vermeint er die Umwelt durch die Zurschaustellung dessen, was er für das Wesen seiner Person hält, seines schlichten Gemüts versichern zu müssen, dürfen wir uns erst recht nicht von ihm abwenden. Will er für seine kreatürliche Einfalt gar bewundert werden, so ist es an uns, der Deformation Respekt zu zollen. Ich fasse zusammen: Es ist Ihre Pflicht, Madame Phoebes Brüste zu bewundern, so wie es Madame Phoebes Obsession ist, sich an Ihren Blicken zu erfreuen. Wäre Madame Phoebe hellhäutig, Sie hätten sich nicht danebenbenommen.«

Tritt widersprach heftig. Wesentlich tiefer als von Madame Phoebes Oberweite sei er von den schweren Goldringen beeindruckt gewesen, die sie an den Fingern trage. Madame Phoebe trage die Ringe aber nicht, um seinem rassistischen Klischee Genüge zu tun, entgegnete Groll, sondern weil sie mehrmals verheiratet gewesen sei und ihren verstorbenen Ehemännern ein ehrendes Andenken in Ringform bewahre. Die Menschen in New York seien höflich und zuvorkommend; mit seinen ungehobelten Manieren möge Tritt vielleicht an der Universität Wien gute Figur machen, in Manhattan aber würde er damit scheitern. Schweigend setzten sie sich wieder in Bewegung. Auf Höhe des East River wollte Tritt wissen, warum Groll das Trinkgeld so großzügig bemessen habe, ob er das nur getan habe, um ihn, Tritt, zu beschämen? Keineswegs, antwortete Groll. Madame Phoebe gelte als einflußreiche Persönlichkeit im Financial District, sie habe mehrmals in delikaten Angelegenheiten ein Wort für ihn eingelegt, er schulde ihr viel. Auch sei sie zu lange auf der Schattenseite des Lebens gestanden, wie viele Frauen könnten schließlich von sich behaupten, neunfache Witwe zu sein? Neunfache Witwe? Das sei unmöglich, rief Tritt.

»In New York ist vieles möglich«, entgegnete Groll. »Wen das Schicksal liebt, den schlägt es neunfach hart. Falstaff, neunter Akt, neuntes Bild. Leider wurden die Schicksalsschläge von Madame Phoebe nur zum Teil durch Erbschaften gemildert.«

»Sagen Sie, geschätzter Freund, wovon lebt Madame Phoebe eigentlich?« Tritt blieb stehen und verschränkte die Arme vor der Brust.

»Sie besitzt ein florierendes Unternehmen in der Reinigungsbranche«, antwortete Groll, »daneben betreibt sie ein Dutzend Behindertentoiletten in Manhattan und in der Bronx.«

Neben Groll ließ sich eine Latinofamilie nieder, ein junger Mann deutete auf einen mit einer grünen Kuppel verzierten Wolkenkratzer in der Wallstreet. Er warf sich in die Brust und verkündete stolz: »This is my tower!« Die Familie war beeindruckt. Tritt, der mitgehört hatte, ebenfalls. Leise fragte er Groll, ob der junge Mann wirklich der Eigentümer des Turms sei. Groll antwortete, daß der junge Mann seinen Freunden nur zu verstehen gebe, daß er in diesem Turm als Fensterputzer arbeite; dies sei im übrigen auch die Erklärung für Madame Phoebes Wohlstand: Da Arbeitsbewilligungen für Neuankömmlinge in New York schwer zu bekommen seien, habe sie eine geniale Lösung des Zuwandererproblems entwickelt. Sie unterstütze Greenhorns in New York bei der Gründung von Fensterreinigungsunternehmen, denn wer ein Unternehmen gründe, der erhalte sofort Arbeits- und Aufenthaltsbewilligung. Sie kassiere dafür dreißig Prozent der Einnahmen und garantiere im Gegenzug – was den Papierkram betreffe – einen störungsfreien Betrieb. Sie kümmere sich um alles: Anmeldung, Steuererklärung, Bestattungsunternehmen. Als Sicherheit müsse aber jeder Klient die Ehe mit ihr eingehen und ein Testament unterfertigen, welches sie zur Alleinerbin bestimme.

Tritt setzte sich neben die Latinos, Groll fuhr fort. In den ersten Jahren habe Madame Phoebe vornehmlich mit Ukrainern gearbeitet, als ihr eines Tages aber zu Ohren gekommen sei, daß ihr ukrainischer Geschäftspartner hinter ihrem Rücken Puertoricaner angestellt hatte, habe auch sie einen Wechsel vorgenommen.

»Fensterputzer haben in dieser Stadt kein leichtes Leben«, sagte Tritt und betrachtete den East River. Ein Passagierschiff der »Circle Line« überholte einen langsam fahrenden Schubverband.

»Es wird noch schwerer, wenn Madame Phoebes Herz eine Geschäftserweiterung plant«, ergänzte Groll.

Jetzt verstehe er seinen Respekt vor Madame Phoebe, sagte Tritt.

Vom La Guardia Flughafen kommend, landete ein Hubschrauber nahe der Fährstation nach Staten Island auf einem Ponton.

Madame Phoebe sei überaus begehrt, die Liste ihrer Verehrer sei lang, sagte Groll nach einer Pause. Ob er vielleicht Absichten hege, fragte Tritt neugierig. Kurzfristig nicht, sagte Groll. Madame Phoebe habe aber angedeutet, daß sie sich mit der Absicht trage, einen Inspekteur für die Behindertentoiletten einzustellen. Neulich habe sie ihn gefragt, ob er sich eine berufliche Veränderung vorstellen könne.

»Was haben Sie geantwortet?«

»Ich habe abgelehnt.«

»Warum?«

»Weil sie mit keinem Wort die Möglichkeit der Heirat erwähnt hat. Ich bin nicht aus Stein, und Madame Phoebe, wie Sie ja gesehen haben, auch nicht. Eine reine Geschäftsbeziehung ist mir zuwenig. Aber ich kann warten. Es kommt der Tag, da wird sie der Puertoricaner überdrüssig. Und dann bin ich an der Reihe!«

»Sie sind doch nicht etwa verliebt?«

Er sei praktizierender Flagellant, sagte Groll. Da gehe man auch bei der Partnerwahl gewissenhaft vor, das gebiete schon die Neigung. Es gebe nichts Verletzenderes als flatterhafte Flagellantinnen. Und Madame Phoebe, das könne Tritt nicht abstreiten, mache alles andere als einen flatterhaften Eindruck.

»Das stimmt«, pflichtete Tritt bei.

»Vielleicht komme ich morgen einen Schritt weiter«, sinnierte Groll. »Sie hat mich zu einem Cocktail in Hoagie Carmichaels Restaurant in der Bleekam Street eingeladen.«

»Nur Sie allein?« fragte Tritt.

»Leider nein. Sie feiert Verlobung mit einem Puertoricaner, Señor Leo, er ist vor einigen Wochen als blinder Passagier auf einem Bananendampfer nach New Jersey gekommen. Madame Phoebe hat versprochen, ihm bei der Gründung eines Reinigungsunternehmens unter die Arme zu greifen. Nachdem vorgestern Hector, Madame Phoebes neunter Mann, aus dem siebenunddreißigsten Stockwerk des Rockefeller-Centers gefallen ist, hat Señor Leo gestern um ihre Hand angehalten.«

»Sie wird einwilligen?«

»Die Arbeitsbewilligung für Leo liegt schon bereit.«

Tritt schwieg, er widmete sich ganz dem Sonnenuntergang. »Sehen Sie nur, wie das Licht der Abendsonne sich in den Glasfassaden der Wolkenkratzer bricht! Aus der Vogelperspektive ist die Stadt unvergleichlich schön.«

Groll korrigierte. Von oben sei New York eine Stadt wie andere auch; wenn Tritt hingegen durch die Straßen flaniere, werde er feststellen, daß das Außergewöhnliche an New York die New Yorker seien. Wenn er, Groll, je dem Begriff Heimat einen Sinn abgewinnen könne, dann nur diesen: daß Heimat, Abkunft und Nationalität in einer Stadt, deren Funktionieren vom geschäftsmäßigen Nebeneinander einer Vielzahl von Nationalitäten abhänge, nur als eine Art Geburtsfehler gelten, und daß ein stilles Einverständnis aller New Yorker darüber existiert, daß man dieses Handikaps wegen kein Aufhebens machen solle. Das leuchte ihm durchaus ein, sagte Tritt. Er hege aber den Verdacht, daß es sich bei der Weltläufigkeit der New Yorker nur um einen Mythos handle. Wenn man ihn, Groll, frage, aus welchem Land er komme, würde er sich denn zu Österreich bekennen?

»Ja und nein«, antwortete Groll. »Ich sage, darauf angesprochen, daß ich aus der autonomen Wiener Region Groß-Jedlersdorf stamme, einem fruchtbaren Landstrich am Oberlauf des Marchfeldkanals, der seit Jahren einen von der Weltöffentlichkeit ignorierten Sezessionskrieg gegen das wirtschaftlich übermächtige Stammersdorf führt. Die Menschen trösten mich dann mit dem Hinweis auf die Kriege in ihren einstigen Heimatländern – Armenien, Afghanistan, Jugoslawien. Da kein Mensch in New York Jedlersdorf kennt, nimmt auch niemand an dessen Existenz Anstoß. Auf diese Weise sage ich die Wahrheit, und komme trotzdem durch.«

»Und wenn jemand sich mit dieser Antwort nicht zufrieden gibt?« bohrte Tritt weiter.

»Dann danke ich ihm für die Anteilnahme und ernenne ihn zum Aktivisten der GJLF«, antwortete Groll.

»Was verbirgt sich hinter dieser Abkürzung?« fragte Tritt und zog einen Taschenkalender aus der Hose.

»Die Groß-Jedlersdorf Liberation Front«, sagte Groll.

Voriges Jahr habe die Front sogar einen fünfminütigen Sternmarsch von vier Aktivisten durch den Washington Square durchgeführt. Immerhin drei von hundertzwölf Kabelfernsehstationen New Yorks hätten davon berichtet, ein Kanal, der den ethnischen Minderheiten gehöre, ein buddhistischer Sender, sowie einer, der sich auf die Erforschung der Höhlenmenschen

77

spezialisiert habe, das angesehene »United Troglodyte Network«.

Tritt schüttelte den Kopf und schrieb in seinen Taschenkalender. Nach einiger Zeit klappte er das Büchlein zu und stellte sich vor Groll ans Fenster. Die tiefstehende Abendsonne ließ die Glasfassaden der Hochhaustürme in purpurnem Licht erstrahlen.

»Verehrter Herr Magister!« rief Groll nach einer Weile, »seit Sie hier sind, fällt auf meine Kur ein Schatten, Sie sind mein Kurschatten, aber im Gegensatz zu einem wirklichen Kurschatten rekeln Sie sich nicht in meinem Bett, sondern verstellen mir die Sicht auf den Kurpark. Wie soll ich mich denn da erholen?«

»Oh«, sagte Tritt, »entschuldigen Sie bitte, ich war von dem Schauspiel des Sonnenuntergangs überwältigt. Außerdem war ich in Gedanken.« Er gab die Sicht für Groll frei.

Währenddessen erhob sich in der Cafeteria ein ohrenbetäubendes Geschrei, die Menschen strömten dort zusammen. Groll überließ Tritt dem Sonnenuntergang und hielt Nachschau. Als er zurückkam, hatte Tritt sich niedergesetzt. »Weshalb die Aufregung?« fragte er Groll, ohne den Blick von den Wolkenkratzern zu wenden.

»Es ist nichts«, sagte Groll. »Die japanische Delegation wollte Geld sparen, sie hat einen jungen Mann ausgesandt, der den Getränkeautomaten mit einer fernöstlichen Fußtechnik traktierte. Dabei widerfuhr dem Angreifer leider ein Mißgeschick. Als er zur Attacke ausholte, strauchelte er über eine leere Dose und krachte in den Automaten, worauf dieser den jungen Mann unter sich begrub. Der Unglückliche mußte vom Sanitäter in den Notfallraum getragen werden. Er bekommt dort Sauerstoff und wird anschließend ins Spital gebracht.«

»Tatsächlich«, sagte Tritt gleichgültig.

»Das Dumme war nur, daß es sich bei dem Jüngling um den Neffen des Vorstandsvorsitzenden der größten japanischen Finanzgruppe handelt, jener Finanzgruppe, die vor einigen Jahren das Rockefeller Center erworben hat.«

»Was Sie nicht sagen«, murmelte Tritt abwesend. »Hoffentlich erholt die Finanzgruppe sich bald wieder.«

»Ich bin zuversichtlich, der junge Mann ist in guten Händen«, sagte Groll. »Der Vorstandvorsitzende, übrigens jener ältere Mann, der zuerst an den Apparat getreten war, hat gedroht, aus dem World Trade Center eine Fischmehlfabrik zu machen, wenn seinem Neffen auch nur ein Haar gekrümmt wird.«

»So«, sagte Tritt. Er stand auf. »Entschuldigen Sie mich bitte für einen Moment. Ich bin gleich zurück.« Mit langen Schritten eilte er zur Herrentoilette.

Groll fuhr zum wieder aufgerichteten Getränkeautomaten, Hochrufe der japanischen Delegation brandeten auf. Er schob zwei Dollar ein, drückte auf »Tonic«, erhielt zwei Dosen Apfelsaft, trank eine davon und schenkte die andere einem Japaner. Dieser dankte höflich und verwickelte Groll in ein anregendes Gespräch über Optionsscheine.

Nach einiger Zeit kehrte Tritt von der Toilette zurück. Sein Gesicht hatte er in der Achsel versteckt. »Gehen wir, ich bitte Sie, gehen wir!« stieß er hervor. Er stürmte davon.

Groll winkte den Japanern zum Abschied und fuhr Tritt nach. »Was ist passiert?« fragte er, Tritt einholend. »Sie waren bei Madame Phoebe?« Tritt sah auf. »Ich wollte etwas gutmachen.« Seine rechte Wange glühte wie die untergehende Sonne über Manhattan. Deutlich zeichneten sich auf ihr fünf weiße Finger ab. »Ich legte zwanzig Dollar auf den Tisch und machte Madame Phoebe meine Aufwartung. Ich lächelte ihr zu, aber noch bevor ich einen Blick auf ihre Finger werfen konnte, hatte ich diese auch schon im Gesicht. Ich bin bis ins zweite Abteil der Damentoilette geflogen; eine freundliche Araberin hat mir wieder auf die Beine geholfen.«

»Unverschämtheit! Welche Demütigung! Sie haben Madame Phoebe beleidigt, kein Mensch gibt ihr zwanzig Dollar, es sei denn, er verbindet damit ein schmutziges Ansinnen!« rief Groll außer sich.

»Es tut mir ja leid«, sagte Tritt. »Ich hätte sie zu gern interviewt. Rein soziologisch, natürlich. Wissen Sie, in welchem Buch sie gelesen hat, in Flauberts ›Salambo‹! Ich glaube, ich habe einen großen Fehler begangen. Begleiten Sie mich zum Lift? Ich möchte mich ein wenig im Hotel ausruhen.«

»Folgen Sie mir, dann müssen Sie sich nicht in der Warteschlange einreihen«, sagte Groll. Sie passierten die Schlange der Wartenden und betraten den Lift. Der Liftführer tippte an den Schirm seiner Uniformkappe und wies ihnen einen Platz an der Stirnseite der Kabine zu.

Das Geheimnis der Schutenentleerer

An der Donau bei Klosterneuburg beobachtete Groll den Schiffsverkehr. Neben ihm lag Tritt auf einer Matte. Er war in eine englischsprachige Zeitung vertieft. Groll verfolgte durch ein Fernglas ein schwarzes Rennmotorboot, das, vom Kuchel- auer Hafen kommend, gegen die Strömung beschleunigte. Das Brüllen des Rennmotors hallte vom nahen Leopoldsberg wider. Tritt erschrak.

»Was, um Himmels willen, ist denn das?«

Groll setzte den Fernstecher ab.

»Ein Off-Shore Rennboot. Das einzige in Österreich. Es gehört einem Kanzlisten im Unterrichtsministerium, der in seinem Zweitberuf einige Würstelstände in der Nähe des Stammersdor- fer Heeresspitals betreibt. Außerdem ist er stiller Teilhaber an einem Golfplatz im Waldviertel.«

»Sie kennen den Mann?«

»In Floridsdorf ist er ein großer Herr. Aber seine Würste sind eine Gefahr für die Menschheit. Voriges Jahr hat er damit ein ganzes Bataillon österreichischer UN-Soldaten, welches am nächsten Tag nach Zypern abgehen sollte, lahmgelegt. Die UN- Truppen werden auf dem Gelände des Heeresspitals für ihren Einsatz vorbereitet«, fügte Groll erklärend hinzu.

Das Boot raste, den spitzen Bug weit aus dem Wasser gereckt, vorbei.

»Diese Lärmorgie sollte verboten werden«, sagte Tritt und wand- te sich wieder der Zeitung zu.

»Keine Angst«, sagte Groll. »Er kommt nicht weit.«

»Woher wollen Sie das wissen?«

Groll stellte das Glas schärfer. »Er hat vergessen, den Tank- deckel zu schließen, Benzin tropft auf die Auspuffrohre, man er- kennt bereits die ersten Flammen.«

Ein ungarisches Schubschiff, die »Tisza«, passierte talwärts fah- rend Grolls Ausguck.

»Wieder eine Leerfahrt«, sagte Tritt.

Groll nickte, er hatte jetzt mit dem Fernstecher ein flußaufwärts fahrendes Schiff ins Visier genommen. »Die ›Tulln‹, die in wenigen Minuten an uns vorbeikommen wird, fährt auch leer.«

»Sicherlich eine Folge des Niederwassers. Der wirtschaftliche Schaden muß beträchtlich sein«, meinte Tritt.

»Aber der historische Nutzen wiegt ihn mit Leichtigkeit auf«, antwortete Groll.

»Wie meinen Sie das?«

»Die ›Tulln‹ hat ebenso wie die ›Tisza‹ zwei Schutenentleerer vorgespannt. Manchmal transportieren solche Schutenentleerer Bruchsteine und Geröll, selten auch Donauaushub. Meistens aber verschifft man in diesen Kähnen leere Räume.«

»Leere Räume?«

»Leere Räume in Bewegung. Das Geheimnis Mitteleuropas«, bekräftigte Groll.

Tritt richtete sich auf.

»Was hat denn Mitteleuropa mit einem leeren Güterkahn zu tun?«

»Schutenentleerer!« besserte Groll ihn aus.

»Meinetwegen! Schutenentleerer. Was hat Mitteleuropa mit einem leeren Schutenentleerer« – Groll nickte Tritt zu – »gemeinsam?«

»Viel«, sagte Groll. »Ein Schutenentleerer verkörpert wie kein anderes Gebilde den zentraleuropäischen Gedanken, den Donaumythos. Schutenentleerer sind am ehesten mit den Totempfählen an der amerikanischen Westküste vergleichbar. Die Totems sollen verhindern, daß die Geister der Verstorbenen das Leben der Zurückgebliebenen vergiften. Alexander Mackenzie, der schottische Entdecker im Dienste des organisierten Pogroms, auch Pelzhandel genannt, machte aus den Totems Brennholz. Das war im Jahr 1688! Zur selben Zeit war man in Österreich noch damit beschäftigt, den Sieg über die Türken zu beweinen.«

»Mackenzie hat sicher bitter für seinen Frevel bezahlt«, sagte Tritt.

»Ja, er bekam den ganzen westpazifischen Pelzhandel in seine Hand«, antwortete Groll. »Und das nur, weil die Totems zu schwach waren. Ich sage Ihnen, die Geister der Verstorbenen müssen in die Flüsse verklappt werden! Die Indianer hatten keine Schutenentleerer zur Hand, daran sind sie zugrunde gegangen.«

»Ihrer Ansicht nach transportieren Schutenentleerer also verdrängte Geschichte«, sagte Tritt ernst.

»Schutenentleerer befahren den Strom mit den Abfällen der Zeit, leeren Räumen. Sie lindern damit den Druck der Vergangenheit, der wie ein Alp auf den Donauanrainern lastet. Technisch ausgedrückt sind Schutenentleerer nichts anderes als historische Entsorgungsbetriebe. Was denken Sie, woher die Sohleeintiefung der Donau stammt? Schuld ist nur die Vergangenheit, sie frißt sich in das Flußbett wie ein vorzeitliches Flußmonster. Und manchmal steigt das Monster ans Ufer und wütet unter der Menschen wie ein Feuersturm. Denken sie an Ossijek, an Beli Manastir, an Vukovar! Nur der verstärkte Einsatz von Schutenentleerern vermag die Geschichte im Gleichgewicht zu halten.«

»Es ist bemerkenswert, zu welch hochfliegenden Gedanken diese tiefliegenden Eisenkähne Sie anspornen!« sagte Tritt.

»Leere Räume müssen bewegt werden, sonst droht Schreckliches«, sagte Groll. »Übrigens läßt die Liquidation der DDSG-Frachtschiffahrt in diesem Zusammenhang für Österreich Schlimmes erwarten. Keine Frachtschiffe, keine Schutenentleerer; keine Schutenentleerer, keine Ruhe vor der Vergangenheit.«

»Ich habe eben einen Artikel über die Schiffahrt im pazifischen Raum gelesen. Dort kommt niemand auf die Idee, leere Räume zu verschiffen«, entgegnete Tritt.

»Weil die Wirtschaftskapitäne der Sieben Tiger nicht einsehen wollen, daß es einzig der Umgang mit leeren Räumen ist, der über Gedeih und Verderb einer Gesellschaft entscheidet. In Asien fädeln die Schiffe sich bis unter die Brücke mit Waren vollgestopft in den Meeresstraßen auf. In Mitteleuropa dagegen ist schon seit langem der Leerverkehr die vorherrschende Geschäftsart, und das sicher nicht ohne Grund! Warten Sie nur ab! Wenn die Sieben Tiger sich eines Tages ihrer Geschichte stellen, stellen müssen, dann ist es aus mit dem Wirtschaftswachstum, mit den paradiesischen Renditen, den goldenen Claims, dann stehen zwei Milliarden Menschen händeringend still, und im nächsten Moment fallen sie übereinander her. In Wahrheit ist der asiatische Wirtschaftraum eine außergewöhnlich zurückgebliebene Weltgegend.« Groll nahm die langsam näherkommende »Tulln« wieder ins Visier.

»Weltgegend?« sagte Tritt. »Sie nennen den prosperierendsten Wirtschaftsraum der Erde eine Weltgegend?«

»In Klosterneuburg, im Schlagschatten eines neunhundertjährigen Klosters, das, obwohl nur in Bruchteilen fertiggestellt, die Berge des Wienerwalds überragt, wird jeder Raum unterhalb des Klosters zur Gegend«, sagte Groll.

Tritt sprang auf. »Jetzt verstehe ich Sie! Sie sprechen von geistigen Räumen!«

»Ja und nein«, sagte Groll. »Ja, weil der Geist in unseren Breiten nur in Form leerer Räume existieren kann. Nein, weil die Geschichte mehr ist als bewegter Geist. Weil sie schließlich ihren materiellen Ausdruck in Schutenentleerern und brennenden Rennmotorbooten findet.«

»Wie kommen Sie darauf?«, fragte Tritt.

»Sehen Sie selbst«, sagte Groll und reichte Tritt das Fernglas. Das Rennmotorboot hatte sich knapp auf der Höhe des Einlaufbauwerks der Donauinsel entzündet, rußigschwarze Flammen schlugen aus dem Heck. Ein Mann sprang vom Bug in den Fluß und hielt mit kräftigen Schwimmstößen auf das Ufer zu. In Korneuburg heulten die Sirenen der Feuerwehr.

Groll überwindet die Schwellenangst
vor der Literatur

Groll rammt mit dem Rollstuhl die Stufe zur Eingangstür einer Filiale der städtischen Bibliothek in Wien-Jedlersdorf. Er stößt mit dem Kopf an die Klinke. Eine füllige Bibliothekarin öffnet mit dem Rücken die Tür. In einer Hand hält sie ein halbes Nußbeugel, in der anderen ein Buch.

DIE BIBLIOTHEKARIN Um Gottes willen, ein Kunde! Haben Sie sich verletzt? *Groll hält sich den Kopf.*

DIE BIBLIOTHEKARIN Wie kann ich Ihnen helfen? Sagen Sie doch etwas!

Groll gibt unverständliche Laute von sich.

DIE BIBLIOTHEKARIN Soll ich einen Arzt rufen?

GROLL *benommen* Sie sind also die Wiener Städtische Bibliothek, um die uns laut Rathauskorrespondenz die ganze Welt beneidet.

DIE BIBLIOTHEKARIN Ich bin die Zweigstellenleiterin Groß-Jedlersdorf, und Sie sind mein erster Kunde in dieser Woche. Herzlich willkommen am Freitag!

GROLL Guten Tag, Frau Groß-Jedlersdorf. Ich heiße Groll, und mein Name hat in Floridsdorf keinen besseren Klang als anderswo. Wie viele in diesem Land müssen dasselbe von sich sagen!

DIE BIBLIOTHEKARIN Im Namen der Literatur! Was kann ich für Sie tun?

GROLL Helfen Sie mir, meine Angst zu überwinden!

DIE BIBLIOTHEKARIN Wovor fürchten Sie sich? Wollen Sie einmal von meinem Nußbeugel abbeißen? *Bietet Groll das Nußbeugel an.*

GROLL Danke, nein. Ich bin allergisch gegen gebeugte Nüsse. In der Nacht muß ich auf einen geblähten Magen verzichten, denn da plagen mich schwere Träume.

DIE BIBLIOTHEKARIN Wovon handeln die Träume? Welche Rolle spielen Sie darin?

GROLL Ich träume immer denselben Traum. Ich träume, daß ich meine Wohnung nicht mehr verlassen darf.

DIE BIBLIOTHEKARIN *essend* Warum?

GROLL Weil ich fürchten muß, daß meine Freunde in meiner Abwesenheit eine hohe Stufe vor dem Eingang errichten.

DIE BIBLIOTHEKARIN Sie fürchten sich vor Ihren Freunden?

GROLL Ich fürchte mich vor Bodenunebenheiten. Ich fürchte mich vor gepflasterten Fußgängerzonen. Ich fürchte mich vor Straßenbahnschienen und vor Schlaglöchern. Ich fürchte mich vor Gehsteigen mit Querneigung, und ich fürchte mich vor Stufen. Am meisten fürchte ich mich vor Türschwellen. Türschwellen versetzen mich geradezu in Panik. Und wenn ich in Panik verfalle, versuche ich mit Anlauf über die Schwellen hinwegzukommen.

DIE BIBLIOTHEKARIN Wie vorhin!

GROLL *nickt* Dabei bin ich sonst kein ängstlicher Mensch, fragen Sie meine Freunde. Ich habe schon Stufen gemeistert, die waren höher als eine Türschwelle.

DIE BIBLIOTHEKARIN Sind Sie sicher, daß es Ihnen gut geht? Fühlen Sie sich vielleicht schwindlig? Ist Ihnen schlecht?

GROLL Ich habe keine Gehirnerschütterung, wenn Sie das meinen. Kann man bei Ihnen auch Sprengstoff ausleihen?

DIE BIBLIOTHEKARIN Wie kommen Sie darauf? Selbstverständlich nicht.

GROLL Führen Sie Stufen?

DIE BIBLIOTHEKARIN Um Himmels willen! Nein!

GROLL Sie dürfen nicht glauben, daß ich nicht gegen die Angst vor Stufen ankämpfe. Jeden Tag übe ich mich darin, die aufgetürmten Hürden zu nehmen, aber kaum habe ich eine Stufe genommen, wartet schon die nächste auf mich. Es ist grauenhaft. Meine Schwellenangst ist mittlerweile so groß geworden, daß ich tagelang nicht mehr außer Haus gehe. Besonders wenn ich am Vortag geträumt habe, daß ich tagelang nicht mehr außer Haus gehe.

DIE BIBLIOTHEKARIN Sie machen mir Sorge.

GROLL Halte ich Sie schon zu lange auf? Müssen Sie sich anderen Kunden zuwenden?

DIE BIBLIOTHEKARIN *traurig* Ich wünschte, es wäre so.

GROLL Es muß anstrengend sein, auf die Literatur aufzupassen. Wie leicht könnte jemand aus ein paar Büchern eine Stufe basteln.

DIE BIBLIOTHEKARIN Ich rufe jetzt einen Arzt!

GROLL Tun Sie das nicht! Sie würden meine Schwellenangst vor der Literatur nur vergrößern.

DIE BIBLIOTHEKARIN Also gut. Was wollen Sie von mir?

GROLL Ich will ein Buch lesen.

DIE BIBLIOTHEKARIN Nein!

GROLL Doch. Es können auch zwei sein.

Die Bibliothekarin beginnt zu weinen.

GROLL Oder drei. Eine ganze Stufe.

DIE BIBLIOTHEKARIN Entschuldigen Sie, es ist nur die Freude. Wissen Sie, wann ich die letzte Ausleihung verbucht habe?

GROLL Sie brauchen sich nicht zu entschuldigen. Ich habe großes Verständnis für Ihre Lage. Als Bibliothekarin Tausende Stufen in den Regalen zu betreuen, ist nicht jedermanns Sache, Frau Groß-Jedlersdorf.

DIE BIBLIOTHEKARIN Hören Sie auf! Sie bringen mich ganz durcheinander.

GROLL Helfen Sie mir, die Schwellenangst vor der Literatur zu überwinden?

DIE BIBLIOTHEKARIN Selbstverständlich. Darf ich Sie über die Stufe ziehen?

GROLL Ich wollte Sie eben darum bitten.

DIE BIBLIOTHEKARIN Würden Sie kurz mein Nußbeugel halten?

GROLL Mit Vergnügen. *Übernimmt das Nußbeugel.*

DIE BIBLIOTHEKARIN Und das Buch.

GROLL Wie soll ich das Buch angreifen?

DIE BIBLIOTHEKARIN Wie ein Schmalzbrot. Von der Unterseite.

GROLL Was ist das für ein Buch?

DIE BIBLIOTHEKARIN Kraftsport für Frauen. Perlen-Reihe Nummer dreihundertzehn. Ich habe die Perlen-Reihe abonniert. Die Literaturkritik ignoriert sie, doch ich weiß ihre Vorzüge zu schätzen. Aber erst, seit ich in Floridsdorf bin. Ich werde Sie jetzt über die Schwelle in das Reich der Literatur befördern.

Sie bückt sich und will den Rollstuhl an den Fußstützen in die Bibliothek ziehen.

GROLL Hilfe! Hilfe!

DIE BIBLIOTHEKARIN Was ist denn?

GROLL Wenn Sie mich so in die Bibliothek ziehen wollen, falle ich aus dem Stuhl. Sie müssen sich hinter mich stellen, den Rollstuhl wie einen Kinderwagen kippen und über den Türstaffel heben.

DIE BIBLIOTHEKARIN Entschuldigen Sie, ich bin kinderlos. *Sie stellt sich hinter den Rollstuhl.* Und jetzt kippen?

GROLL Ja! Mit Schwung!

Die Bibliothekarin klatscht in die Hände, stößt einen Schrei aus und stützt ihr ganzes Gewicht auf die Schubgriffe des Rollstuhls. Groll, der mit einer Hand das Nußbeugel und mit der anderen das Buch festhält, wird zuerst nach vorne, dann nach hinten auf die Bibliothekarin geschleudert, beide fallen aus der Bibliothek hinaus auf die Straße.

Kurze Zeit später. In der Bibliothek. Groll wird von der Bibliothekarin verarztet.

DIE BIBLIOTHEKARIN Ich gehöre wie Sie einer Minderheit an. Ich bin praktizierende Kraftsportlerin.

GROLL Das sieht man Ihnen nicht an.

DIE BIBLIOTHEKARIN Danke. Im Reißen bin ich österreichische Meisterin, im Drücken liege ich an der dritten Stelle, und im Mehrkampf habe ich vorige Woche das Olympialimit erbracht. Die Nußbeugel esse ich nur wegen der Kalorien.

GROLL Ich verstehe. Wie viele Stufen können Sie auf einmal überspringen?

DIE BIBLIOTHEKARIN Das habe ich noch nicht ausprobiert. Wenn Sie am Montag wiederkommen, wechsle ich Ihnen den Verband.

GROLL Das ist nett, ich wollte schon die längste Zeit zum Kriegsopferverband, der bemüht sich in letzter Zeit sehr um Zivilinvalide. Glauben Sie, daß ich am Wochenende schon in der Lage sein werde, ein Buch zu lesen?

DIE BIBLIOTHEKARIN Ich bin mir nicht sicher.

GROLL Mir wäre schon geholfen, wenn ich das Buch zumindest in der Hand halten könnte. Ich könnte dann besser schlafen.

DIE BIBLIOTHEKARIN Sie dürfen sich nicht überanstrengen. Mit der Literatur und der Gesundheit darf man nicht spaßen. An welches Buch haben Sie denn gedacht?

Groll reicht der Bibliothekarin einen Zettel.

DIE BIBLIOTHEKARIN *liest* »Die Literatur der österreichischen Minderheiten im Spannungsfeld zwischen Österreich und seinen Minderheiten. Verfaßt und herausgegeben von Magister Tritt, Privatdozent. Vorwort: Magister Tritt. Mit einem Kommentar von Magister Tritt. Wien 1994. Eigenverlag.« Sie haben Glück, das Buch ist nicht belehnt.

GROLL Wie muß ich mich jetzt verhalten? Bekomme ich das Buch im ganzen oder stufenweise?

DIE BIBLIOTHEKARIN Ich gebe Ihnen übers Wochenende den Schutzumschlag des Buches mit. Wenn Sie den vertragen, bekommen Sie am Montag den Rest.

GROLL Das ist eine gute Idee.

Die Bibliothekarin holt das Buch, entfernt den Schutzumschlag und reicht ihn Groll.

GROLL Vielen Dank! *Wendet den Rollstuhl.* Es ist beruhigend zu wissen, daß jemand dafür bezahlt wird, anderen Menschen die Schwellenangst zu nehmen.

DIE BIBLIOTHEKARIN Das ist die Aufgabe der Literatur. Soll ich Sie auf die Straße kippen?

GROLL Bemühen Sie sich nicht! Ich muß mich beeilen, vielleicht kann ich die Stufe vor meiner Eingangstür abreißen, bevor der Zement hart wird. Auf Wiedersehen! *Fährt schnell in Richtung Ausgang.*

DIE BIBLIOTHEKARIN Achtung auf die Stufe!

Auf dem Weg in die »Arche Noah«

Groll fährt mit kräftigen Armstößen über den Stock-im-Eisen-Platz in der Wiener Innenstadt. Neben ihm läuft Tritt, er hat Mühe, mit Groll Schritt zu halten.

TRITT Nicht so schnell!

GROLL Es geht nicht anders! Dieses trottelhafte Trottoir kann ich nur mit hoher Geschwindigkeit ertragen. Wenn ich langsamer fahre, platzt mir die Hirnschale.

TRITT Vorsicht!

Groll weicht im letzten Moment einer Gruppe von Touristen aus, die mit in die Höhe gereckten Köpfen über den Platz stolzieren.

GROLL Grillenfänger! Traumtänzer! Bagage! *Droht mit der Faust.*

TRITT Sie haben den Blick beim Herrn.

GROLL Und den Fuß in meinen Speichen.

TRITT Für wieviel Uhr ist unser Tisch reserviert?

GROLL Für sechs.

TRITT *mit einem Blick auf die Kirchturmuhr* Es ist viertel nach sechs. Ob die »Arche Noah« auf uns wartet?

GROLL Die »Arche« schon, aber der jüdische Karpfen nicht.

TRITT *beginnt zu laufen* Geht es noch schneller?

GROLL Nein, ich muß auf die Lager Rücksicht nehmen!

TRITT *bleibt abrupt stehen* Welche Lager?

GROLL Die Lager meines Rollstuhls! *Dreht sich im Fahren um.* Kommen Sie, schnell!

Tritt eilt Groll nach, plötzlich gellt ein Schrei über den Platz, Groll streckt die rechte Hand in die Höhe, der Rollstuhl, noch immer in rascher Fahrt, bricht nach links aus und kollidiert mit einem über den Platz eilenden Dominikaner. Der Mann im weißen Habit stürzt zu Boden.

GROLL *die besudelte Hand weit von sich gestreckt* Verfluchte Stadt! Auswurf des Teufels! Auf den Scheiterhaufen mit dem Bürgermeister, dem Kardinal, dem Bezirksvorsteher Innere

Stadt! Kreuziget die Hundebesitzer, vierteilt, röstet und blendet sie! Sehen Sie nur, was diese Stadt mit mir anstellt; sie übergießt mich mit brauner Scheiße!

Der Dominikaner ist aufgestanden, Groll fuchtelt mit der beschmutzten Hand vor dessen Gesicht herum, der Mann stammelt etwas in spanischer Sprache und stürzt davon.

GROLL Da flüchten die feigen Conquistadoren, und das Blut des Volkes schreit nach Rache!

Der Dominikaner eilt die Treppe zum Eingang des erzbischöflichen Palais empor, reißt die schwere Holztür auf und verschwindet, die Tür fällt mit einem Donnern ins Schloß.

GROLL Da verschanzen sie sich in den Gottesburgen; doch die Gezeichneten werden über sie zu Gericht sitzen!

Ein älteres Paar wird auf die Szene aufmerksam.

DER ÄLTERE MANN Take this, please! *Steckt Groll eine Banknote zu.* It's a great pleasure to watch your tremendous show! Thank you very much. *Zu seiner Begleiterin.* It's really a country of arts!

Ein Polizist nähert sich mit schnellen Schritten.

TRITT *zu Groll* Mäßigen Sie sich! Wo ist die nächste Behindertentoilette?

GROLL Im Haas-Kaufhaus!

TRITT Ich schiebe Sie.

Sie eilen über den Platz, betreten das Haas-Haus und fahren mit dem Lift ins Kellergeschoß, Tritt versucht, die Tür zur Behindertentoilette aufzumachen, sie ist versperrt.

GROLL Wahrscheinlich ist der Schlüssel beim Portier.

TRITT Ich hole ihn.

Eine Putzfrau sieht den verschmutzten Groll, der den Zimmerplan studiert und nervös im Rollstuhl hin und her rutscht.

DIE PUTZFRAU Hast dich bemacht?

GROLL *zornig, auf den Plan weisend* Das war der Architekt!

DIE PUTZFRAU Der Architekt Hollein? So ein spendabler Herr!

GROLL Auf die Behindertentoilette hatte er ursprünglich vergessen. Lassen Sie mich endlich rein!

DIE PUTZFRAU Das nutzt nix. *Sie sperrt auf. Die Toilette ist verwüstet.* Kaputt! Zwei Monat' schon. Die Versicherung zahlt nix.

Groll wendet mit einer Hand und fährt in den Lift. Im Erdge-

schoß steigt er aus; Tritt verhandelt mit dem Portier, er sieht Groll,
der das Foyer quert, und eilt ihm nach.

GROLL Schieben Sie mich in den Dom!

TRITT In den Stephansdom?

GROLL Sehen Sie einen anderen?

Im Dom wird eine Messe gefeiert. Groll blickt suchend um sich.
Ein Priester nähert sich Groll.

DER PRIESTER Darf ich Ihnen behilflich sein?

GROLL Führen Sie mich zur Behindertentoilette!

DER PRIESTER Was?

GROLL Zum Invalidenscheißhaus!

DER PRIESTER Bedaure, so etwas haben wir nicht.

GROLL Schickt mir die Aussätzigen, ich werde mich zu ihnen
setzen!

Der Priester hebt bedauernd die Schultern.

GROLL Schickt mir die Beladenen, ich werde sie von ihrer Last
befreien.

DER PRIESTER So war das nicht gemeint.

GROLL Schickt mir die Sorgenvollen, ich werde sie erleichtern.

DER PRIESTER Es tut mir leid.

GROLL Wie schön.

Orgelmusik setzt ein.

GROLL Was wird hier gefeiert?

DER PRIESTER Es handelt sich um eine Totengedenkmesse für
zwei Missionare in Ruanda.

TRITT Opfer des Bürgerkriegs?

DER PRIESTER Opfer von verwilderten Hunden.

GROLL *triumphierend* Hunde! Das ist der Beweis: Wien und
Ruanda, beherrscht von Abkömmlingen Charons, des Höllen-
hundes! Woraus zwingend hervorgeht, daß es sich bei Wien um
einen Vorposten des Schattenreiches handelt.

DER PRIESTER Darf ich Sie auch etwas fragen?

GROLL *schüttelt den Kopf* Es tut mir leid.

TRITT Fragen Sie nur, er meint es nicht so.

DER PRIESTER *mit unverhohlener Neugier* Warum sitzen Sie im
Rollstuhl? Ein Unfall?

GROLL *nickt* In Friaul, nach dem großen Erdbeben. Ich war mit
den Aufräumungsarbeiten in einer zerstörten Kirche beschäftigt.

DER PRIESTER Herr im Himmel!

GROLL Eine herabstürzende Glocke hat mich vom Gerüst gestoßen.

DER PRIESTER Nein!

GROLL Doch. Sie hatte einen häßlichen Ton.

Tritt flüstert dem Priester etwas zu, der wendet sich mit einem Blick, in dem Betroffenheit und die Gier nach einer unerlösten Seele einander abwechseln, von Groll ab, der seine Hände im Weihwasserbecken reinigt. Gläubige, die in den Dom strömen, benetzen ihre Finger mit dem Weihwasser und bekreuzigen sich. Groll folgt ihnen zum Altar, Tritt läuft Groll nach.

TRITT *leise* Was wollen Sie tun?

Groll bedeutet ihm zu schweigen. Der Bischof verteilt Hostien.

DER BISCHOF Der Leib des Herrn!

GROLL Danke sehr, ich habe einen Kaugummi im Mund. Aber wenn Sie mir Ihr Handtuch borgen. *Er greift nach der Bischofsschärpe und trocknet seine Hände.* Vielen Dank! *Fährt mit schnellen Armstößen davon. Der Bischof sieht ihm ungläubig nach.*

TRITT *läuft neben Groll her* Sie treten die Gefühle der Gläubigen mit Füßen!

GROLL Und Sie verletzen meine Gefühle als Behinderter!

TRITT Verzeihen Sie.

Sie nähern sich dem Ausgang.

TRITT In einer gewissen Weise war Christus ja auch behindert.

GROLL Ja, er litt an einem Bandscheibenvorfall, deswegen wurde er auf ein Streckbrett gespannt.

TRITT Das Kreuz eine Therapie? Die christliche Leidensgeschichte nichts als –

GROLL – eine fehlgeschlagene Rehabilitation.

TRITT Ich weiß, Sie sind Atheist. Das gibt Ihnen aber noch lange nicht das Recht, eine Kirche zu entweihen.

Am Ausgang des Doms angelangt, macht Groll Tritt auf Skulpturen an den Wänden aufmerksam.

GROLL Betrachten Sie diese Figuren! Echsen, Drachen, Wesen aus der Unterwelt. Ein heidnisches Panoptikum. Ihretwegen flüchteten sich die verbliebenen Revolutionäre des Jahres 1848 in die Stephanskirche, sie hofften hier Schutz vor den Kaiserlichen zu finden, die mordbrennend die Taborstraße entlang gezogen waren und sich jetzt anschickten, das letzte Aufgebot der Revolution – Invalide und Halbwüchsige aus den Vorstädten – niederzumetzeln. Und so kam es auch; die Aufständischen wurden im Stephansdom zusammengetrieben und zu Hunderten erschlagen. Zeitgenossen berichteten, daß sich das Blut der Ermordeten in dicken Strömen auf dem Vorplatz des Doms ausbreitete.

TRITT Kam den Revolutionären denn niemand zur Hilfe?

GROLL In Schwechat blockierten die kroatischen Truppen des Banus Jellačič« den Vorstoß ungarischer Freiheitskämpfer. Deswegen wird Jellačič«, der Blutsäufer, in Kroatien heutzutage als Nationalheld verehrt.

TRITT Warum haben sich die Aufständischen nicht in den Katakomben versteckt? Unter dem Dom befindet sich ein dreistöckiger Keller, seine Gänge erschließen die gesamte Innenstadt!

GROLL Weil die Priester die Schlüssel zu den Geheimtüren nicht herausgaben.

Als sie vom Stephansplatz in die Rotenturmstraße einbiegen, beginnen die Totenglocken des Doms zu läuten.

Vom Rassismus der Linken oder
Groll streicht einen Zaun

Groll streicht den Zaun im Vorgarten seiner Behindertenwohnung. Tritt eilt auf ihn zu.

TRITT Guten Tag, geschätzter Groll!

GROLL *ohne sich umzudrehen* Guten Tag!

TRITT Warum streichen sie nur die oberen Sprossen?

Groll wendet den Rollstuhl und sieht Tritt mit einem durchdringenden Blick an.

TRITT Entschuldigen Sie.

GROLL Die Teile, die in meiner Reichweite sind, streiche ich dafür mehrmals.

TRITT Darf ich Ihnen helfen?

GROLL Kommt nicht in Frage.

TRITT Vorher war der Zaun gleichmäßig von der Sonne ausgebleicht, jetzt ist er scheckig wie eine Hyäne. Wo liegt da der Sinn?

GROLL Das müssen Sie die Hausverwaltung fragen. Sie hat mir schon drei Drohbriefe geschrieben. Sie droht mir mit der Erschießung, falls ich den Zaun nicht binnen Wochenfrist streiche.

TRITT Was ist das für eine Hausverwaltung?

GROLL Eine sozialdemokratische. Ich darf aber bei der standrechtlichen Erschießung im Rollstuhl sitzen bleiben. Ein soziales Entgegenkommen.

TRITT Die Verrohung der Sitten nimmt beängstigende Ausmaße an.

GROLL Richtig! Seit die Sozialdemokraten Haider offiziell ausgrenzen und ihn hinterrücks in der Wahlzelle stärken, ist der Ton der Hausverwaltung merklich schärfer geworden.

TRITT Sehen Sie, lieber Groll, genau darüber wollte ich mit Ihnen reden.

GROLL Worüber?

TRITT Ich möchte im nächsten Semester eine Vorlesung über

das Verhältnis der Linken zur Behindertenfrage halten. Da ich weiß, daß Sie sich zur Restlinken zählen, würde ich Sie gern befragen.

GROLL Fangen Sie an.

TRITT *zieht einen Notizblock hervor und liest* Aufgrund ihrer gesellschaftlichen Randstellung finden sich unter den Behinderten sehr viele kritische, linke Menschen.

GROLL Falsch!

TRITT Wieso?

GROLL Aufgrund ihrer Ghettoisierung fristen viele Behinderte ein Außenseiterdasein. Sie sind zu hoher Standorttreue verurteilt und werden somit eine leichte Beute des Fernsehens. Folglich finden Sie unter den Behinderten Nebelhaftigkeit im Denken, Obskurantismus und Liquidatorentum. Weit verbreitet sind auch die gewöhnliche Dunkelmännerei und ein notorischer Hang zum Anschwärzen von Schicksalsgenossen.

TRITT Das meinen Sie doch nicht ernst!

GROLL Bei der Pflegegeld-Demonstration vor dem Finanzministerium wurde ich Zeuge, wie mehrere Rollstuhlfahrer »Ausländer raus!« brüllten, nachdem die Behindertensprecherin der FPÖ dazu aufgefordert hatte.

TRITT Wie haben Sie darauf reagiert?

GROLL Ich skandierte eine Gegenparole: »Behinderte raus!«

TRITT *nachdenklich* Ich war der Meinung, daß behinderte Menschen weltoffener als ihre Mitbürger sind.

GROLL Das genaue Gegenteil ist der Fall, Sie Illusionist! Wie sollte jemand, dem die Welt nicht offensteht, weltoffen sein?

TRITT Ich dachte, Behinderte seien meistens verkabelt.

GROLL Ein gedanklicher Kurzschluß! Kabelfernsehen und Weltoffenheit schließen einander aus. Als die Kabelgesellschaft vor Jahren zum Sturmangriff auf meinen Gemeindebau ansetzte, klebte ich noch vor dem Beginn der Kampfhandlungen ein Stück Elektrokabel an meine Wohnungstür. Daneben befestigte ich ein altes Plakat aus der Zeit des Vietnamkrieges, »Ami go home!« Das »Ami« habe ich durch »Kabel« ersetzt. Die Männer von der Kabelgesellschaft waren wie vor den Kopf geschlagen. Noch am selben Tag riß ich das Telefonkabel im Stiegenhaus aus der Wand und kaufte mir ein Funktelefon.

TRITT Ein Handy?

GROLL Nein, ein sowjetisches Röhrengerät der Marke »Traktorist«, ich ziehe es auf einem Lastrollstuhl hinter mir her.

TRITT Aber gerade Sie, der Sie immer die Provinzialität Österreichs beklagen, gerade Sie müßten doch an der Welt außerhalb Österreichs interessiert sein!

GROLL Ich bin nur daran interessiert.

TRITT Folglich müßten Sie doch das Kabelfernsehen nutzen!

GROLL *zornig* Im Kommunistischen Manifest werden Sie nichts über Kabelfernsehen finden, und ich halte mich auch in Fragen des Alltags an die Anweisungen der Klassiker. Wozu soll ich kabelfernsehen? Damit ich sehe, wie in der senegalesischen Casamance der Sezessionskrieg fortgesetzt wird? Damit ich erfahre, daß Burkina Faso beeindruckende Sozialreformen verwirklicht hat und im Sahel als das Kuba Westafrikas gehandelt wird? Damit ich den Kampf der algerischen Rif-Kabylen, die der ORF als Berber denunziert, gegen den Klerikalfaschismus verfolgen kann? Das weiß ich auch ohne Kabel, Sie Tropf! Ich verabscheue den Kabelsalat, ich wünsche den Kabelmenschen täglichen Kabelbrand. Wenn Sie mich weiter mit dem Kabelfernsehen ärgern, werde ich auch vor dem Äußersten nicht zurückschrecken, dann werde ich den Tiefkühl-Kabeljau im Konsum boykottieren.

TRITT Der Schaden wird beträchtlich sein. Woher beziehen Sie denn Ihr Wissen?

GROLL Ich bediene mich eines weltweiten Informantennetzes.

TRITT Abgesprungene Stasi-Agenten? Leute vom KGB?

GROLL Denunzianten und Defätisten haben bei uns nichts verloren. Ich rede von behinderten Kolleginnen und Kollegen.

TRITT Ich verstehe. *Er trägt etwas in sein Notizbuch ein.* Darf ich mit meinen Fragen fortfahren?

GROLL Bitte.

TRITT Bei den Klassikern des Sozialismus finden sich erstaunlicherweise keinerlei Aussagen über Behinderte.

GROLL Falsch! Engels' »Lage der arbeitenden Klasse« und Marx' »Kapital« handeln von nichts anderem. Ganz zu schweigen von den Artikeln, die Marx und Engels über die Verstümmelungen während des Sepoy-Aufstandes in Indien im Jahre 1857 verfaßten. Oder die Kommentare von Marx in den technologisch-historischen Exzerpten. Lesen Sie seine Anmerkungen zur ursprünglichen Akkumulation, der Umwandlung von Waisen- und Irrenanstalten zu Arbeitshäusern.

TRITT Ich meine eher die philosophische Dimension des Marxschen Denkens.

GROLL Pardon! Ich vergaß, daß Sie ein Sozialdemokrat sind. Aber auch hier irren Sie. In der »Kritik der Hegelschen Dialektik und der Philosophie überhaupt« entwickelt Marx den Begriff der Entfremdung, es heißt dort, daß der sich selbst entfremdete Mensch auch seinem gesellschaftlichem Wesen nach ein entfremdeter Denker ist; und welche Entfremdung könnte größer sein als diejenige, die ein Mensch erlebt, dessen Glieder oder Sinne sich von ihm entfremdet haben, indem sie die Arbeit einstellen, streiken oder gänzlich verschwinden. Die Lähmung eines Beins zum Beispiel ist nichts anderes als ein partieller Generalstreik.

TRITT In diesem Sinne läßt sich ja die ganze Geschichte auf die Behindertenfrage reduzieren!

GROLL In diesem Sinne heißt behindert sein, daß innerhalb des Behinderten ein Kampf zwischen seiner fungierenden und seiner potentiellen Eigenheit, seinem naturhaften und seinem gesellschaftlichen Wesen tobt. Anders gesagt: Mit dem Wegfall bestimmter körperlicher oder geistiger Fähigkeiten geht der behinderte Mensch auch der damit korrespondierenden Teile seines Wesens verlustig. Er büßt damit die einzigartige Qualität der menschlichen Existenz ein – die Veränderungsfähigkeit durch die Arbeit an der Natur und damit an sich selbst. Die meisten Behinderten verändern sich nicht, sie bleiben, wie sie sind.

TRITT Das ist ja geradezu blasphemisch!

GROLL Warum? Wer täglich mit dem status quo zu kämpfen hat, entwickelt schwerlich Utopien.

TRITT Aber gerade Marx war ein Prophet der Veränderung!

GROLL So wurde er in der Sozialdemokratie verstanden, in Wahrheit war Marx vor allem ein leidenschaftlicher Kritiker der bestehenden Ordnung. Vielleicht haben Sie schon davon gehört, daß nach Marx das Individuum nichts anderes ist als das Ensemble der vorgefundenen gesellschaftlichen Verhältnisse.

Wenn Sie sich dazu bequemen, den sozialdemokratischen Horizont zumindest gedanklich hinter sich zu lassen, werden Sie feststellen, daß sich aus dem oben Gesagten ein Doppelcharakter der Behinderung ergibt: Zum einen ist sie lästige Erschwernis des Alltags, zum anderen wird sie im gesellschaftlichen Verkehr von politökonomischen Verwerfungen überformt, die bis zum staatlich verordneten Massenmord reichen können. Es ist diese zweite Dimension von Behinderung, die das Leben behinderter Menschen schwierig macht.

TRITT Sie sind zu pessimistisch!

GROLL Andererseits behaupten Behinderte schon durch ihre Existenz die Möglichkeit einer anderen Lebensform. Sie sind ein lebender Widerspruch, der darauf hindrängt, die Grundlage dieses Widerspruches, die Unterwerfung der Menschen unter die Zwänge der Plusmacherei, umzuwälzen. Aus diesem Grund spiegelt ja auch die Art des gesellschaftlichen Umgangs mit Behinderten die zivilisatorische Stufe der jeweiligen Gesellschaft wider.

TRITT Die Behinderten als Spiegel der Nichtbehinderten! *Schreibt in sein Notizbuch.*

GROLL Unter anderem üben die Behinderten auch diese gesellschaftliche Rolle aus. Ebenso wichtig erscheint mir aber eine andere Funktion.

TRITT Reden Sie!

GROLL Sie disziplinieren die Nichtbehinderten. Es liegt in der Logik unserer Gesellschaftsordnung, daß vor den behinderten Staatsbürgern ständig neue Barrieren aufgetürmt werden. Die gesellschaftliche Behinderung wirkt als Stigmatisierung, und zwar derart, daß noch der ausgebeutetste Nichtbehinderte froh ist, bloß ausgebeutet und betrogen, nicht aber behindert zu sein. Wir sind also ohne unser Zutun eine gesellschaftliche Abschreckungswaffe. Und diese Waffe wird jeden Tag aufs neue in Stellung gebracht.

TRITT War es nicht der aufgezwungene Rüstungswettlauf, der dem sozialistischen Lager seine Humanität raubte? Ist es nicht am militärindustriellen Komplex zugrundegegangen?

GROLL Ich bin davon überzeugt, daß die Kommunisten, wären sie zugrundegegangen anstatt sich zugrunde gerichtet zu haben, wegen ihres Versagens gegenüber den Schwächsten zugrunde gegangen wären. Übrigens möchte ich Kuba von diesem Befund ausnehmen. Selbst heute noch, da Kuba ökonomisch erdrosselt wird, leben geistig Behinderte dort unvergleichlich menschenwürdiger als in den USA. Dennoch: Die Marxschen Gedanken sind zuerst in den Behindertenghettos des Realen Sozialismus erstickt. Ich erinnere mich noch mit Schaudern an die Warnungen vieler beamteter Revolutionäre vor den politisch unberechenbaren Lumpenproletariern, zu denen auch die Behinderten gezählt wurden.

TRITT Bei allem Respekt für Ihre Lage: Heißt das nicht, die Bedeutung der Behinderten für die Linke grotesk überzubewerten?

GROLL Keinesfalls! Der Aufstand der russischen Proleten war zu großen Teilen ein Aufstand der Lumpenproletarier, Kriegskrüppel, Invaliden, Arbeits- und Wohnungslosen. In jeder Revolution, die in den Straßen ausgefochten wurde, war der Anteil der Deformierten, der späteren »Ballastwesen«, unverhältnismäßig hoch. Der Abscheu der Bürger vor den Kommunisten war auch der Abscheu vor den in deren Reihen hinkenden oder rollenden Krüppel. Nehmen Sie nur die Ausrufung der österreichischen Republik im Oktober 1918: Auf den Fotos erkennen Sie überwiegend Kriegskrüppel – einbeinige, blinde, verwachsene, skrofulöse Menschen. Das Massaker am Gründonnerstag 1919 in Wien, nahezu alle der Getöten waren Kriegsinvalide! Die Angehörigen des »Arbeiter- und Soldatenrates«, der die Macht bis ins Jahr 1920 innehatte: nur wenige Nichtbehinderte. Dieselbe Situation in Italien, in Deutschland, in der Slowakei, in Ungarn. 1927, die Ermordeten von Schettendorf: der Kriegsinvalide Csmarits und ein Kind. Nein, geschätzter Magister, wir dürfen nicht die Augen davor verschließen, daß sowohl die Sozialdemokraten als auch die Kommunisten in den Jahren des kapitalistischen und des sozialistischen Aufbaus in dieser Frage auf der ganzen Linie versagt haben. Für die Revolution waren die Krüppel gut genug, Staat wollte man mit ihnen aber keinen machen. Der Reale Sozialismus sperrte sie in Heime, nie erlangten sie die Freiheit, ihren Bedürfnissen gemäß zu leben. Zwar wurden den Behinderten untergeordnete Arbeiten zugeteilt, die baulichen und sozialen Barrieren aber wuchsen mit der Saturiertheit der Revolutionäre ins Skandalöse. Im Rollstuhl den Alexanderplatz zu überqueren, die Altstadt von Krakau zu befahren oder in Budapest eine Behindertentoilette zu finden, das waren Extremsituationen, die mit der Kursker Panzerschlacht verglichen werden müssen! Für mich gibt es keinen Zweifel, daß in diesen Beispielen nicht nur abgrundtiefe Borniertheit, sondern, mehr noch, eine generelle Menschenfeindlichkeit sich ausdrückt.

TRITT Sie bringen es noch soweit, daß ich als Sozialdemokrat die Kommunisten vor Ihnen in Schutz nehme!

GROLL Warten Sie erst ab, was ich über die Sozialdemokratie zu Protokoll gebe. Aber noch sind wir beim Realen Sozialismus. Es stimmt: Behinderte bekamen ihren Trabant schneller als Nichtbehinderte. Es stimmt: Sie durften auch in den Westen reisen, um ihre Rollstühle reparieren zu lassen.

TRITT *schreibt* Sehen Sie!

GROLL So mancher Verantwortliche hoffte wohl, sie würden im Westen bleiben. Die große Sowjetunion, die Sibirien und den Weltraum erschloß, die Flüsse umleitete, Wüsten bewässerte und Millionen Panzer produzierte, war nicht in der Lage, eine funktionierende Hilfsmittelversorgung auf die Beine zu stellen. Haben Sie einmal sowjetische Rollstühle gesehen? Bei ihrem Anblick glaubte man, eine Selbstfahrlafette aus der Zeit Iwans des Schrecklichen vor sich zu haben.

Tritt schüttelt den Kopf und schreibt eifrig in das Notizbuch.

GROLL Anfang der achtziger Jahre erteilte der Stadtrat in Frankfurt an der Oder der evangelischen Kirche die Erlaubnis, für einen querschnittgelähmten Burschen zu sammeln, er sollte einen Westrollstuhl erhalten. Und das, nachdem der Bedauernswerte ein volles Jahr im Bett gelegen war!

TRITT Das ist nicht wahr!

GROLL Das dachte der Betroffene auch. Einem durch Kinderlähmung schwer gehbehinderten Mitarbeiter eines großen Berliner Verlages mutete man eine Wohnung im sechsten Stock ohne Lift zu.

TRITT Unmöglich!

GROLL Eine Tatsache. Ein Bluter mußte von Woche zu Woche um seine lebensnotwendigen Medikamente bangen. Der VEB

Arzneimittelwerk war nicht in der Lage, kontinuierlich zu liefern.

TRITT Aufhören!

GROLL In ungarischen Schulen wurden behinderte Kinder strikt von ihren nichtbehinderten Altersgenossen getrennt. In der polnischen Stadt Bialystok durfte ein muskelkrankes Mädchen nicht einmal mit Gleichaltrigen in denselben Kindergarten.

TRITT Dabei hätte der Reale Sozialismus erstmals die Voraussetzungen für ein menschenwürdiges Leben auch behinderter Menschen geboten, ein Leben frei von Faschisten, Ausbeutern und mächtigen Dummköpfen.

GROLL Doch der Feind der Behinderten saß von allem Anfang an mit am Tisch, saß im Politbüro, saß in den Parteivorständen, und dieser Feind hieß: Rassismus.

TRITT Ich weigere mich, das zu glauben!

GROLL Dann hören Sie die folgende Geschichte: Im Jahre 1982 fuhr ich mit dem Auto in die DDR, und an der Grenze fragte mich der Zöllner: »In welchem Ausmaß sind Sie denn schwerbeschädigt?«

TRITT Schwerbeschädigt?

GROLL Sie hören recht. Wer behinderte Menschen als schwerbeschädigt tituliert, degradiert sie damit zu Wesen jenseits der Person, einer Maschine näher stehend als einem Menschen. Die Unterdrückung behinderter Menschen zählt dann nur als Sachbeschädigung, wie die Ermordung eines Hundes.

TRITT Ich bin entsetzt!

GROLL Als ich den Zöllner dieses unsägliche Wort aussprechen hörte, war mir klar, daß es mit dem humanistischen Gehalt der »entwickelten sozialistischen Gesellschaft« nicht so weit her sein kann; und als ich, Jahre später, in einer Rostocker Buchhandlung das Buch »Schwerbeschädigtengesetz der DDR« erwarb, stand für mich fest: In den sozialistischen Staaten behindert zu sein, ist ein empörend schweres Los.

TRITT Niemand hat davon gesprochen.

GROLL Die Defekte des Sozialismus wollte man nicht an seinen Bürgern verwirklicht sehen. Deswegen wurde der »allseitig vervollkommnete sozialistische Körper« auf Universiaden und Spartakiaden in einer Art und Weise vergötzt, die Leni Riefenstahl mit Genugtuung erfüllt haben muß. Der defekte Körper, der defekte Geist aber wurden in Sonderanstalten gesperrt, die eher Atombunkern denn Sanatorien glichen.

TRITT Ein monströser Vergleich! Aber ich gebe Ihnen zu: Die Bilanz der Staatskommunisten in der Behindertenfrage scheint niederschmetternd. Lassen Sie uns nun aber von der Sozialdemokratie sprechen.

GROLL Wie Sie wollen! In gewisser Hinsicht ist sie noch bösartiger mit den Behinderten umgesprungen als die Kommunisten. Zur Borniertheit der Kommunisten gesellte sich bei ihr noch ein gerüttelt Maß an Feigheit und Verschlagenheit.

TRITT Das müssen Sie begründen!

GROLL Nichts leichter als das. Die Kommunisten versteckten die Behinderten, weil diese nicht in ihr Weltbild vom flözhauenden, pipelinebohrenden und stahlabstechenden Stachanow paßten. Die Sozialdemokraten aber gingen darüber noch hinaus, sie sorgten sich darum, die vielen Euthanasiefanatiker nicht zu verschrecken – Wählerstimmen, ohne die Mehrheiten nicht zu erzielen sind.

TRITT Das gilt aber nicht für die ersten Jahre der Regierung Kreisky!

GROLL In der ersten sozialistischen Alleinregierung Österreichs, dem Kabinett Kreisky I, das am 21. April 1970 von FPÖ-Gnaden zustandekam, waren vier von zwölf Ministern ehemalige Angehörige von SS und NSDAP. Kann es da verwundern, daß ein des hundertfachen Mordes an geistig Behinderten überführter Mann, Primarius Dr. Gross, Mitglied des »Bundes Sozialistischer Akademiker«, meistbeschäftigter Gerichtspsychiater Österreichs und Inhaber der weltgrößten Sammlung von in Spiritus eingelegten Hydrocephali, im Volksmund »Wasserköpfe« genannt, vom SPÖ-Justizminister Broda gedeckt wurde? Auch der Kommandant des Wilnaer Ghettos, Murer, wurde nie angeklagt. Sein Sohn Gerulf stellte sich als hoher FPÖ-Politiker schützend vor ihn. Der langjährige Parteivorsitzende der FPÖ, Friedrich Peter, wurde als ehemaliges Mitglied einer SS-Mordbrigade enttarnt – keine Anklage. Horst Silberbauer, der Mann, der Anne Frank verhaftet hatte und dem Simon Wiesenthal Dutzende Verbrechen nachweisen konnte, versah jahrzehntelang als

Polizist in Wien Dienst und ging hochdekoriert in Pension; die Jahre, die er für die GESTAPO während des Krieges in Holland gearbeitet hatte, wurden ihm selbstverständlich für die Rente angerechnet. Die wenigen Überlebenden des Euthanasie-Vernichtungslagers Hartheim erhielten nicht einmal eine Entschädigung.

TRITT Die Laxheit im Umgang mit den Nazis war der Preis für die Erlangung der Unabhängigkeit.

GROLL Während der Anwesenheit der Alliierten wurden in Österreich 800 Kriegsverbrecherprozesse geführt, nach ihrem Abzug 1955 kam es nur mehr zu sechsundvierzig Kriegsverbrecherprozessen, von denen sechzehn Fälle mit geringfügigen Verurteilungen endeten. Mit Antritt der Regierung Kreisky II im Jahre 1972 wurden überhaupt alle Kriegsverbrecherprozesse eingestellt, obwohl ausreichende Anklagen gegen Hunderte unbehelligt in Österreich lebende Kriegsverbrecher bestanden. Wundert es Sie da, daß in den siebziger Jahren die Ghettoisierung behinderter Kinder in Sonderschulen verstärkt betrieben wurde? Daß zur selben Zeit in Italien alle Sonderschulen ersatzlos gestrichen wurden und die Integration behinderter Kinder ins Regelschulwesen erfolgte, wurde von sozialistischen Bildungspolitikern nicht einmal ignoriert.

TRITT Aber gerade im Bildungsbereich hat die SPÖ eine große Vergangenheit! Bedenken Sie die Errungenschaften des »Roten Wien«!

GROLL Ich will sie nicht schmälern. Trotzdem füge ich hinzu, daß der berühmte Sozialhygieniker – man betrachte nur dieses Wort! – Julius Tandler nicht davor zurückschreckte, »lebenswertes« von »lebensunwertem« Leben zu unterscheiden.

TRITT Sie haben aber an jedem etwas auszusetzen!

GROLL Ich sage, was ist. Es war die Wiener SPÖ, die sich bis zuletzt gegen die Einführung des Pflegegeldes wehrte, Behinderte sollten ihrer Ansicht nach nicht mit Geld und der damit verbundenen gesellschaftlichen Macht ausgestattet werden, man war nur zu unzureichenden Sachleistungen bereit. Die Hauptgegner der Einführung des Pflegegeldes waren nicht die bürgerlichen und kirchlichen Parteien und Gruppierungen, unser Hauptgegner war die vereinte Sozialdemokratie, der Finanzminister, der Sozialminister, der Wiener Finanzstadtrat, der Präsident der Arbeiterkammer, der Präsident des Gewerkschaftsbundes. Ich bemühe mich nach Kräften, die Erinnerung unter meinen behinderten Kollegen und Kolleginnen daran wachzuhalten, daß wir selbst es waren, die das Pflegegeld in einem fünfzehn Jahre währenden Sozialkrieg erkämpften!

TRITT Und ich erinnere mich daran, daß auch der »Kriegsopferverband« gegen die Einführung des Pflegegeldes für sogenannte Zivilinvalide protestiert hat, und der ist wahrlich nicht sozialdemokratisch ausgerichtet.

GROLL Deswegen war es uns auch ein leichtes, ihm das Maul zu stopfen. Wesentlich schwieriger war dagegen unser Stand in einer sozialdemokratisch dominierten Wohnhausanlage. Dort zirkulierten Unterschriftenlisten, auf denen Nichtbehinderte dagegen protestierten, daß Behinderte Waschmaschinen für ihre Wohnungen erhielten. Die Nichtbehinderten wollten nicht einsehen, daß die Waschmaschinen von der Behindertenvertretung durchgesetzt wurden, weil die Rollstuhlfahrer die Gemeischaftswaschküchen wegen der vielen Stufen nicht benützen konnten. Dasselbe galt für die Saunen und alle dreihundert Gemeinschaftsräume, die allesamt für Gehbehinderte unerreichbar waren. Es dauerte Monate, bis eine Gerätekammer als Sportraum für Behinderte durchgesetzt, es dauerte Jahre, bis eine Sauna adaptiert wurde. Das alles geschah unter den wachsamen Augen der örtlichen Sozialdemokratie; die Behinderten erhielten von deren Seite nicht nur keine Hilfe, im Gegenteil, es waren Funktionäre der SPÖ, die die Unterschriften sammelten.

TRITT Und es fanden sich Mieter, die niederträchtig genug waren, ihre Unterschrift zu leisten?

GROLL Zweihundertzweiundsiebzig von sechshundersechsundzwanzig. Und bei Hausversammlungen unter Aufsicht der SPÖ wurden die Behinderten beschimpft; die Gattin eines Bezirksfunktionärs der SPÖ ging noch weiter, sie warf den Behinderten vor, über ungerechtfertigte Privilegien wie einen Parkplatz vor der Wohnung zu verfügen, sie forderte dasselbe auch für Nichtbehinderte. Wenn Sie glauben, daß die SPÖ ein Wort der Entschuldigung, ein Wort der Distanzierung gefunden hat, haben Sie sich getäuscht. Im Gegenteil, gegen einen erzürnten

Rollstuhlfahrer, ein SPÖ-Mitglied, wurde in der Folge ein Parteiausschlußverfahren angestrengt.

TRITT Gehe ich recht in der Annahme, daß sich diese Vorfälle in Ihrem Gemeindebau ereigneten?

GROLL Ja. Und ich komplettiere das Bild von der Floridsdorfer SPÖ, indem ich Ihnen sage, daß nach der letzten Gemeinderatswahl, bei der die FPÖ mit ihrem »Ausländer-raus«-Wahlkampf fast ein Viertel der Stimmen bekommen hatte, das Sektionslokal der SPÖ geschlossen wurde. Die Folge war, daß bei der jüngsten Nationalratswahl der FPÖ-Anteil in diesem Wahlsprengel über fünfzig Prozent geklettert ist, und das trotz der Tatsache, daß nach wie vor rund drei Viertel der Mieter SPÖ-Mitglieder sind.

TRITT Wo arbeiten diese Leute?

GROLL Beim Magistrat, bei den Verkehrbetrieben, der städtischen Müllabfuhr, der Städtischen Versicherung, den städtischen Wasserwerken, der Wiener Polizei – alles sozialdemokratische Hochburgen. Während der SPÖ-Bundeskanzler Haider ausgrenzt, betreibt sein Innenminister Löschnak die Haidersche Ausländerpolitik, und die SPÖ-Mitglieder wählen FPÖ. Tatsache ist, daß die Partei, die Haider verbal am stärksten bekämpft, in ihren Taten und Nicht-Taten das meiste dazu beiträgt, daß Haider immer stärker wird.

TRITT Mir scheint, daß Sie zu sehr von einer Floridsdorfer Sicht der Dinge geprägt sind.

GROLL Wäre es nur so! Vor Jahren besuchte ich ein Konzert in der Stadthalle in Wien-Fünfhaus. Ich hatte rechtzeitig eine Behindertenkarte für mich und meine Begleiterin besorgt. Nun sind die Behindertenplätze in der Stadthalle so schlecht, daß man über eine schwarze Balustrade kaum hinwegsieht, weswegen der Platz nicht zum Verkauf gelangt. Für Behinderte aber ist er gut genug.

TRITT Sicher ein Einzelfall!

GROLL Irrtum, ein Normalfall. Im Theater an der Wien, im gewerkschaftseigenen Volkstheater und im Akademietheater ist die Situation genauso. Unzumutbare Plätze, die ansonsten nicht verkaufbar wären, wurden zu Behindertenplätzen deklariert. In einem Fall sitzt man hinter einer Säule, im nächsten auf einem holprigen Podest und im dritten so weit seitlich, daß man der Schauspieler nur gewahr wird, wenn diese an die Rampe treten.

TRITT Das ist beschämend!

GROLL Vor allem ist es mühsam. Ich habe auf diese Art schon viele denkwürdige Aufführungen erlebt. Mein Eindruck von den Stücken unterschied sich aber deutlich von dem meiner nichtbehinderten Freunde. Immerhin aber können Behinderte in diesen Theatern Seite an Seite mit ihren Begleitern sitzen, was im Konzerthaus oder in der Stadthalle nicht möglich ist.

TRITT Warum?

GROLL Fragen Sie den Stadthallendirektor. Ich bestand darauf, daß meine Freundin auf einem Normalsitz neben mir Platz nehmen solle, die Stadthallenbediensteten aber bestanden darauf, daß sie zehn Reihen weiter Platz zu nehmen habe. Weil wir den Anpöbelungen nicht Folge leisteten, wurde ich mit Polizeigewalt aus der Halle gezerrt. Als ich darauf den Leiter der Stadthalle zu sprechen begehrte, hieß es, er habe keine Zeit. Daraufhin randalierte ich so lange, bis der Direktor sich schließlich doch herbeibequemte: Noch bevor er etwas sagen konnte, rief ich ihm laut entgegen: »Da kommt ja der Oberfaschist!«, worauf er mich anbrüllte, daß Behinderte in der Stadthalle nie neben Nichtbehinderten zu sitzen kommen würden.

TRITT Wie endete der Eklat?

GROLL Das können Sie im Polizeiprotokoll nachlesen. Ich habe den Vorfall verdrängt.

TRITT Ich verstehe.

GROLL Nicht verdrängen konnte ich allerdings die Tatsache, daß der Behindertensprecher der SPÖ Guggenberger heißt.

TRITT Was haben Sie denn an ihm auszusetzen? Arbeitet er schlecht?

GROLL Er kann gar nicht ordentlich arbeiten, erstens ist er selbst nicht behindert, was für einen Behindertensprecher in jedem zivilisierten Land einen Ausschließungsgrund darstellt, und zweitens ist er Leiter des Tiroler Landesinvalidenamtes.

TRITT Was ist daran problematisch?

GROLL Als Leiter des Landesinvalidenamtes untersteht er dem Sozialminister. Als Behindertenpolitiker müßte er diesen aber ständig attackieren. Ein klassischer Fall von Unvereinbarkeit.

TRITT Das stimmt, die Optik ist bedenklich.

GROLL Nicht nur die Optik, Sie Weißwäscher, nicht nur die Optik! Der Direktor der Allgemeinen Unfallversicherungsanstalt flog vor einigen Jahren mit behinderten Sportlern zu einem Wettkampf nach Singapur. Die Versehrtensportler drängten sich in der Touristenklasse, der Herr Direktor aber belegte ein Luxusabteil, in dem für drei Rollstuhlfahrer Platz gewesen wäre.

TRITT Was kann die SPÖ dafür?

GROLL Sie hat den Mann, einen ehemaligen Chauffeur, auf den Direktorsposten gehievt.

TRITT *triumphierend* Sie als Linker werfen einem Proletarier dessen Herkunft vor?

GROLL Keineswegs, ich werfe ihm vor, nichts gelernt zu haben und darauf auch noch stolz zu sein.

TRITT Sie können aber nicht leugnen, daß unter Bundeskanzler Vranitzky der Sozialstaat nicht wie in anderen westlichen –

GROLL – und östlichen!

TRITT – und östlichen Staaten demontiert wurde.

GROLL Sie haben recht. Er wurde nicht demontiert, er wurde von innen her ausgehöhlt. Und Vranitzky ist daran nicht unbeteiligt: Der Präsident der Dachorganisation der Behindertenverbände wartet schon seit zwei Jahren auf einen Termin beim Kanzler.

TRITT Das glaube ich nicht. Ich gestehe Ihnen allerdings zu, daß die Ökonomie manche wünschenswerte soziale Verbesserung untersagt.

GROLL Die Ökonomie selbst untersagt gar nichts, Sie Roßtäuscher! In unserem Fall ist die Ökonomie eine abgeleitete Größe der Ideologie, und die Ideologie ist bekanntlich das Feld, auf dem die Menschen sich der gesellschaftlichen Konflikte bewußt werden. Nur bewußte Menschen können Sozialisten sein, gegen die Gefühlsduselei in der Linken hat Marx schon vor hundertfünfzig Jahren in der Schrift »Das Elend der Philosophie« gewettert. Die sozialistischen Staaten und der Sozialstaat der Sozialdemokraten gehen gemeinsam unter. Wer sich um die Schwächsten nicht kümmert, der kann auch keine Ökonomie führen. Die Ikone beider Sozialismen war der schweißüberströmte, siegessichere Facharbeiter. Muskeln wie ein Gebirge,

Blick in die Ferne, Fäuste wie ein Amboß. Der sozialistische Humanismus ist, was die Lage der Behinderten betrifft, nichts als eine böse Karikatur auf eine Gesellschaft, in der zumindest in der Perspektive jeder seinen Bedürfnissen gemäß hätte leben können.

TRITT Das ist ein niederschmetternder Befund.

GROLL Das Menschenbild des Sozialismus ist, ich sage das als zukunftsfroher Marxist, durch und durch rassistisch. Daß der Antisemitismus in der Linken nicht ausgestorben ist, daran besteht ja mittlerweile kein Zweifel mehr. Daß auch der gewöhnliche Rassismus in der Linken tief verwurzelt ist, muß gerade behinderten Linken zu denken geben.

TRITT Da erhebt sich aber die Frage: Wozu überhaupt noch Linker sein?

GROLL Die Frage ist berechtigt. Aber sie ist leicht zu beantworten, wenn Sie die politischen Alternativen in Betracht ziehen.

TRITT Ja, manchmal unterscheiden sich die Alternativen nur im Ausmaß ihrer Entsetzlichkeit.

GROLL Auf dieses wahre Wort hin trete ich Ihnen den Pinsel ab. Sie dürfen den Rest streichen.

TRITT *überrascht* Vielen Dank! Sie werden es nicht bereuen.

Der große Sprung

1.

Die Donauinsel auf Höhe der Reichsbrücke. Ein Sommerabend. Vor einem Kranwagen hat sich eine große Menschenmenge gebildet. Die Leiter des Mobilkrans ist ausgefahren, von der Spitze baumelt ein Transparent: »1. Rollstuhl-Bungee«.
Vor dem Fahrzeug befindet sich ein mit drei Personen besetztes Podium, das von Fernsehteams und Reportern umlagert wird. Die drei Personen sind: ein Vertreter des Arbeitersamariterbundes, Tritt und Groll, der mit einer Wäscheleine an den Rollstuhl gefesselt ist. Eine Pressekonferenz ist im Gange.

EIN JOURNALIST Ich vertrete Radio Wien. Können Sie unseren Hörern sagen, warum der Arbeitersamariterbund diesen Weltrekordversuch unterstützt?

DER VERTRETER DER ARBEITERSAMARITER Wir haben es uns zur Aufgabe gestellt, überall dort, wo wir sind, unsere Präsenz in den Dienst einer Sache zu stellen, von der wir hoffen, daß sie gut ist. Aus diesem Grund haben wir nicht gezögert, als Dozent Tritt sich an uns gewandt hat. Wenn man uns braucht, erschallt der Ruf der Nächstenliebe umso lauter.

Groll will etwas sagen, Tritt hält ihm das Mikrophon hin.

GROLL Es handelt sich mitnichten um einen Weltrekordversuch, Sie Idiot!

EIN ANDERER JOURNALIST Ich komme vom ORF, Aktueller Dienst!

TRITT Stellen Sie Ihre Frage!

DER ORF-REPORTER Dozent Magister Tritt! Ist es richtig, daß Sie bei der Bestellung von Professoren an der Universität Wien bereits zweimal übergangen wurden?

TRITT Die nächste Frage, bitte!

DER ORF-REPORTER Ist es richtig, daß Sie und Herr Groll voriges Wochenende in angetrunkenem Zustand einen Zeitungsständer besudelt haben?

TRITT Kein Kommentar. Fragen bitte zur Sache, nicht zur Folklore.

EIN BÄRTIGER REPORTER Ich vertrete das große österreichische Aufdeckungsmagazin.

GROLL Fragen Sie trotzdem.

DER BÄRTIGE REPORTER Der Weltrekordversuch soll die Öffentlichkeit für ein Problem sensibilisieren, das bisher nur klischeehaft –

GROLL – in Surrogaten von Klischees!

DER BÄRTIGER REPORTER Wie bitte?

GROLL Der nächste!

EIN JOURNALIST Richard Bride. BBC. Fürchten Sie nicht, daß Ihre Aktion von behinderten Menschen mißverstanden werden könnte?

TRITT *nach einem Blick auf Groll* Mister Groll und ich sind uns darüber im klaren, daß in diesem Land, dessen Medien ihm keineswegs unrecht tun, jede Hoffnung auf Aufklärung fahren gelassen werden muß. Daher haben wir beschlossen, angesichts der behindertenfeindlichen Berichterstattung in den österreichischen Medien ein weithin sichtbares Zeichen des Protestes zu setzen.

EINE JOURNALISTIN Helen Stockman. CNN. Hat Mister Groll jemals ähnliche Versuche unternommen?

Tritt sieht Groll an, der lächelt verträumt.

TRITT Mister Groll legt Wert auf die Feststellung, daß er, ein Angehöriger der niederen Stände, noch nie hoch hinaus wollte.

EINE REPORTERIN Alissa Dippleton vom »Guardian«. Wie lange haben Sie für diesen Sprung trainiert?

GROLL Ein ganzes Leben.

DIE REPORTERIN Wann ist der Entschluß festgestanden, dieses Wagnis auf sich zu nehmen?

TRITT Als Mister Groll und ich feststellen mußten, daß in der Berichterstattung über den verstorbenen Psychologen Ringel – einen der bekanntesten Rollstuhlfahrer Österreichs – immer wieder, in allen Zeitungen, im Hörfunk und im Fernsehen die berüchtigte Wendung auftauchte, stand unser Entschluß fest.

DIE REPORTERIN Diese berüchtigte Wendung wird nach Ihrer Aktion aus den Medien verschwinden?

GROLL Sie wird verschwinden, weil die Person, die sie bezeichnet, verschwunden sein wird.

TRITT Mehr können wir jetzt nicht sagen.

EIN REPORTER IM ROLLSTUHL François Dellerue, »La Route«, Bordeaux. Wem widmen Sie den Sprung?

TRITT Monsieur Groll und ich widmen diesen Sprung allen, die keine großen Sprünge machen können.

GROLL Die Pressekonferenz ist beendet. Wir danken allen ausländischen Journalisten für ihr Erscheinen. Ganz besonders danke ich Monsieur Dellerue für den Mut, als alleinreisender behinderter Mensch nach Wien zu kommen. Ich wünsche Ihnen eine prompte und unbeschadete Rückkehr nach Frankreich!

Hinter Groll und Tritt haben die Musikerinnen eines Streichquartetts Platz genommen, sie intonieren den Schluß von Schuberts neunter Symphonie. Es ist dunkel geworden, Scheinwerfer erhellen die Szene. Grolls Rollstuhl wird an einem Seil festgebunden. Währenddessen zieht eine Seilwinde Tritt auf eine Plattform an der Spitze des Kranarms hoch. Langsam erhebt sich jetzt auch Groll über die Menge, das vielfach um seinen Körper geschlungene Seil verhindert den Sturz aus dem Rollstuhl. Von Scheinwerferbatterien in gleißendes Licht getaucht, entschwebt er in den Nachthimmel. Der Verkehr auf der Reichsbrücke ist von einer Abordnung der Arbeitersamariter angehalten worden, die Musik ist deutlich zu hören. Während Groll in die Höhe gezogen wird, ertönt aus den Lautsprechern eine Durchsage. »Der große Sprung wird unterstützt von...« Es folgt eine Aufzählung von Gewerbe- und Heurigenbetrieben in Groß-Jedlersdorf.

Groll ist am Ende des Kranarms angekommen, auf einer kleinen Plattform steht Magister Tritt und befestigt ein Gummiseil an Grolls Rollstuhl. Die Fernsehteams arbeiten auf Hochtouren, die Menschenmenge verharrt in atemloser Spannung. Tritt löst die Schlaufe eines am Rollstuhl angebrachten Bandes, es entrollt sich, die Scheinwerfer tasten das Spruchband ab: EIN KLEINER SPRUNG FÜR DIE MENSCHHEIT, ABER EIN GROSSER SPRUNG FÜR ÖSTERREICH.

Die Musikerinnen setzen die Instrumente ab, sie blicken gespannt auf die Plattform in schwindelnder Höhe. Von der nahen Donau ist das gleichmäßige Stampfen eines Schiffsdiesels zu hören. Aus den Lautsprechern ertönt ein Trommelwirbel. Tritt beugt sich zu Groll, flüstert ihm etwas ins Ohr und löst die Bremsen des Rollstuhls. Der Trommelwirbel setzt aus, Tritt gibt dem Rollstuhl einen sachten Stoß. Ein Aufschrei geht durch die Menge, der Rollstuhl fällt wie ein Stein. Wenige Meter über dem Boden reißt das Gummiseil, und der Rollstuhl bohrt sich mit dem an ihn gebundenen Groll in die Wiese, die Räder fliegen meterweit durch die Luft. Sofort umringen Arbeitersamariter den Unglücksort. Die Stille, die sich über das Geschehen legt, wird von Grolls Stimme aus dem Lautsprecher durchbrochen: »Der an den Rollstuhl gefesselte Behinderte ist tot. Er gab das Leben für das richtige Wort. Hören Sie sein Vermächtnis: Nie wieder soll dieses Wort gedruckt werden; geschieht es dennoch, wird höllischer Groll über die Schreiber kommen.«

2.

Stunden später in einem Heurigenlokal in Groß-Jedlersdorf. Groll und Tritt prosten Monsieur Dellerue zu.

TRITT Wir sind Ihnen zu großem Dank verpflichtet. Es hat alles wunderbar geklappt.
DELLERUE Wie seinerzeit in Calais.
TRITT Der Puppe ist fast nichts passiert, Sie können sie wieder mitnehmen.
GROLL Der Rollstuhl allerdings ist nur mehr Schrott.
DELLERUE Das ist bedauerlich.
GROLL Keinesfalls. Es handelte sich um ein österreichisches Fabrikat.
Dellerue greift in das Netz seines Rollstuhls und zieht eine Flasche »Louis Eschenauer, St. Emilion« hervor.
DELLERUE Lassen Sie uns auf Ihren großen Sprung anstoßen!
GROLL Mit Vergnügen. Frau Wirtin, bitte vier neue Gläser!
DIE WIRTIN *wird auf die Flasche aufmerksam* Was ist das?
GROLL Eine Premiere: der erste trinkbare Wein, der in Ihrem Heurigen ausgeschenkt wird.

Groll verteidigt das Menschheitserbe

Groll sitzt auf der Toilette und liest. Neben ihm steht eine Flasche Mineralwasser. Tritt erscheint.

TRITT Pardon, ich möchte nicht stören.

GROLL Sie stören nicht. Treten Sie näher.

TRITT Wenn es Ihnen nichts ausmacht.

GROLL Es macht mir nichts aus. *Nimmt einen Schluck vom Mineralwasser.*

TRITT Halt!

GROLL Weshalb?

TRITT Haben Sie nicht davon gehört, daß diese Mineralwassersorte wegen Verunreinigungen aus dem Verkehr gezogen wurde?

GROLL Doch. Die Verunreinigungen haben angeblich die Eigenschaft, abführend zu wirken. Ich habe, kaum war der sogenannte Skandal aufgeflogen, die Abstellkammer bis an die Decke mit Mineralwasser dieser Marke angefüllt.

TRITT Sie schlagen die Warnungen des Gesundheitsministers in den Wind!

GROLL Ich habe es mir zur Angewohnheit gemacht in diesem Land, das wöchentlich von einem anderen Lebensmittelskandal erschüttert wird, große Mengen der inkriminierten Lebensmittel einzulagern, da bei diesen infolge umfangreicher Untersuchungen die Gefahr, auf gefährliche Vergiftungen zu stoßen, geringer als bei den anderen Lebensmitteln ist. Zwar ist das auch nur eine Hypothese, aber eine, mit der ich bis jetzt immer gut gefahren bin. Wollen Sie sich nicht setzen? *Bietet Tritt den Rollstuhl an.*

TRITT Ich weiß nicht, ob ich das annehmen kann.

GROLL Keine Angst, sie werden dadurch nicht gelähmt.

Tritt setzt sich.

GROLL Sie sitzen steif wie ein Kardinal vor dem Papst.

TRITT Es ist das erste Mal, daß ich in einem Rollstuhl sitze.

GROLL Seien Sie froh, daß ihre Premiere auf einer Behindertentoilette erfolgt.

TRITT Wieso das?

GROLL Es gibt keinen besseren Platz, um den kulturellen Fortschritt zu beurteilen. Eine nüchterne Sicht der Menschheitsentwicklung stellt die Porzellantoilette Michelangelos »Madonna an der Treppe« zur Seite. Auf der Muschel fällt die äußere Bewegung weg, es zählt nur die innere. Die Klomuschel hebt die Behinderung nicht auf, sie reduziert aber die Diskriminierung. Nicht jeder ist vor dem Stoffwechsel gleich, aber die Unterschiede behalten ein menschliches Maß.

TRITT Ist das von Ihnen?

GROLL Craig Montamedi sprach diese Sätze bei seiner Antrittsvorlesung an der New York University.

TRITT Leider, ich kenne Montamedi nicht. *Zückt sein Notizbuch und schreibt.*

GROLL Das hätte mich auch gewundert. Montamedi war nur eines seiner Pseudonyme. Hauptberuflich brachte er sich als Drehbuchschreiber für mittelmäßige Western in Hollywood durch. »Duell am Schlangenfluß« ist von ihm und »Die Schlacht am Elchfluß«. Kennen Sie die Filme? Er hat dann, glaube ich, in den fünfziger Jahren Schwierigkeiten bekommen.

TRITT Wegen der Filme?

GROLL Wegen seiner politischen Haltung. Er wurde mehrfach vor einen Kongreßausschuß zitiert und kam, nachdem er sich weigerte, Kollegen zu denunzieren, auf eine schwarze Liste. Er ging dann für einige Jahre nach Schweden, wo er Drehbücher für Dokumentarfilme über die schwedischen Wälder schrieb. »Schlangen im Elchfluß« wurde auch bei uns gezeigt. Später schloß er sich der schwedischen Behindertenbewegung an. Infolge eines schweren Arbeitsunfalls hinkte er stark.

TRITT Eine Schußverletzung?

GROLL Nein. Während des Drehbuchschreibens hat ihn ein Elch über den Haufen gerannt.

TRITT Wie tragisch.

GROLL Danach wandte er sich der Behindertenfrage zu, das Zitat, das Sie eben gehört haben, stammt aus dem Jahr 1964. Die Broschüre »Weder Elche noch Schlangen« gilt als eines der frühesten Zeugnisse der modernen Behindertenbewegung.

Im Ausgleich oder
Die Geschäfte der Zweiten Republik
gehen glänzend

Im Garten eines Reihenhauses. Groll liegt regungslos auf dem Bauch und starrt in einen kleinen Teich. Sein Rollstuhl steht neben ihm, auf dem Sitz des Rollstuhls liegt ein großer schwarzer Kater, seine Beine sind zum Sprung gespannt. Die Augen des Katers verfolgen jede Bewegung der Goldfische im Teich. Rund um das Biotop liegen noch eine Reihe anderer Katzen auf der Lauer. Tritt eilt auf Groll zu.

TRITT Sie sind aus dem Rollstuhl gefallen! Keine Angst, ich helfe Ihnen!

GROLL *ohne den Kopf zu wenden, mit gepreßter Stimme* Schreien Sie nicht so. Sie müssen hier keinen Kommunisten-Putsch abwehren. Olah hat die Lage im Griff. *Streichelt den Kater.*

TRITT Wovon reden Sie? Was machen Sie da überhaupt? *Hockt sich neben Groll.*

GROLL Ich bewache das Biotop eines Freundes. Er hat mich gebeten, dem Massaker an seinen Goldfischen Einhalt zu gebieten.

TRITT Gehe ich recht in der Annahme, daß des Mordens seither kein Ende ist?

GROLL Sparen Sie sich billige Ausfälle gegen die UNO, Sie Isolationist! Sie sind hier nicht in Kroatien! Im übrigen ist Ihre Lageeinschätzung richtig.

TRITT Warum heißt der Kater Olah? So hieß doch der ehemalige Innenminister?

GROLL Weil er hinter jedem Gebüsch einen Kommunisten vermutet.

TRITT Und warum geht er auf die Goldfische los?

GROLL Dreimal dürfen Sie raten.

TRITT Nein! Sagen Sie, daß es nicht wahr ist!

GROLL Doch. Er haßt alles, was rot ist. Ich habe ihn einmal beobachtet, wie er stundenlang mit Schaum vor dem Maul die Eingangstür einer Anker-Filiale belagerte.

TRITT Die Eingangstür ist rot gestrichen?

GROLL »Ob Wecken oder Laib, ob Vollkorn oder Schrot: Ankerbrot ist rot.« Sinnspruch aus Favoriten, zweite Hälfte der fünfziger Jahre. *Eine Katze hat sich dem Teich genähert.* Renner, kusch! *Die Katze zieht sich zurück.*

TRITT Renner?

GROLL Ein Kater. Der Durchtriebenste von allen. Sein Opportunismus ist so groß, daß er sich beim Liebesspiel nicht entscheiden kann, ob er die Rolle des Männchens oder die des Weibchens einnehmen soll.

TRITT Sie wissen, wer die Erniedrigung der Menschen zu Tieren in seinem historischen Repertoire hat!

GROLL Überflüssig, daß Sie mich in diesem Punkt belehren, verehrter Herr Magister.

TRITT Geschätzter Groll, ich bin mir dessen nicht sicher.

GROLL In einem Staat, der dem Wohlergehen von Hunden, Katzen und Goldfischen mehr Augenmerk schenkt als der Basisversorgung seiner Bürger, ist Ihre Warnung fehl am Platz.

TRITT Ist denn Ihre Basisversorgung gefährdet?

GROLL Und ob! Die Sozialpolitiker überbieten einander mit Vorschlägen, das Pflegegeld zu kürzen. Und der Konsum um die Ecke, das einzige Geschäft, in das ich mit dem Rollstuhl hineinkomme, führt nur mehr leere Regale. Mit einer einzigen Ausnahme: Tiernahrung! Robert Altman, der berühmte amerikanische Filmregisseur, dreht zur Zeit in den Konsum-Filialen eine Milieustudie über den Niedergang der Einzelhandelsgeschäfte in der South Bronx der achtziger Jahre. Der Titel des Filmes ist: »C.A.S.H.« Allein in der Gemüseabteilung meines Konsum wurde vier Tage gedreht. Dabei widerfuhr mir die Ehre, den Film mit einem kleinen, aber farbegebenden Auftritt bereichern zu dürfen.

TRITT Sie verkörperten einen Kunden?

GROLL Nein, eine verwachsene Karotte. Der Hauptdarsteller wollte mehrmals von mir abbeißen, so gut war ich. Altman hat mich gerettet.

Wieder nähert sich eine Katze dem Biotop.

GROLL Kreisky! Kusch! Neutralität!

Die Katze trollt sich, laut miauend.

GROLL *erklärend* Kreisky hat einen ausgeprägten Ekel vor Lebertran und dem Wort Neutralität.

TRITT Sie sind geschmacklos! Kreisky hat historische Verdienste um Österreich!

GROLL Ja, er versöhnte die Nazis mit der Zweiten Republik. Und in Ergänzung dazu betrieb er gemeinsam mit dem österreichischen UNO-Generalsekretär eine antiisraelische Außenpolitik. So kommt man in Österreich zu einer guten Nachrede.

TRITT So sprechen Sie von den besten Jahren der Zweiten Republik!

GROLL Verehrter Magister! Ich weiß, Sie sind in Hietzing aufgewachsen, das nimmt mich für Sie ein, denn in Hietzing aufzuwachsen, ist fast so schlimm, wie in Döbling begraben zu sein. Ich weiß, Sie sind praktizierender Soziologe, ich fühle mit Ihnen, denn noch trostloser als die praktizierende Soziologie nimmt sich in diesem Land die Soziologie der Praxis, die Sozialpartnerschaft, aus. Ich weiß ferner, daß Ihr Vater, ein ehemaliger illegaler Nazi, nach dem Krieg eine hohe Position im Justizministerium bekleidete und den Juden geraubte Kunstschätze in den Amtsstuben der Hoheitsverwaltung verteilte. Diesen Mann zum Vater zu haben, muß für Sie noch niederschmetternder gewesen sein, als die Operettensoiréen Ihrer Mutter im likörbetäubten Freundeskreis hören zu müssen. Ich weiß schließlich: Sie sind Sozialdemokrat aus Überzeugung und nicht aus Wohnungsnot, und das Verkommenste an der gegenwärtigen Sozialdemokratie ist ihr Idealismus, denn bei ihm gesellt sich zur Betroffenheit auf jeden Fall die Unfähigkeit, von Schlimmerem zu schweigen. Ich erinnere Sie an Herrn Hobl, den furiosen Konsum-Aufsichtsratspräsidenten: Als er gefragt wurde, ob die Mitglieder des Konsum im Konkursfall eine Nachzahlung zu gewärtigen haben, holte er aus seiner Rocktasche eine Ausgabe des Genossenschaftsgesetzes hervor, leistete, noch bevor ihm der Reporter in den Arm fallen konnte, einen Eid auf die österreichische Verfassung und entschlug sich mit diesem Taschenspielertrick der Antwort.

Wenn Sie schon glauben, in meiner Gegenwart den Patrioten

118

hervorkehren zu müssen, bedenken Sie bitte, daß allgemein Vorsicht angebracht ist, wenn Staatsgebilde Geburtstag feiern. Und im Falle Österreich, das die Gauakten der NSDAP bis heute wie einen Schatz hütet, verbietet sich jegliches offizielle Gefühl von vornherein, da ist nur private Scham am Platz.

TRITT Freuen Sie sich denn nicht über das Ende der Hitlerei? Warum soll man sich dessen nicht in einer Feier erinnern?

GROLL Die Republik feiert aber nicht wie alle Welt den 8. Mai, den Tag der bedingungslosen Kapitulation des deutschen Faschismus, sie feiert den 27. April, den Jahrestag der Ausrufung der Zweiten Republik, in deren Unabhängigkeitserklärung Österreich nur als Opfer der Nazis aufscheint. Es tut mir leid, Herr Magister, ich sehe nicht den geringsten Grund zu feiern.

TRITT Das Schicksal der Zweiten Republik läßt Sie also unberührt?

GROLL Was sollte ihr schon widerfahren? Sie blüht wie nie zuvor. Ihre Geschäfte gehen glänzend. Sie gibt vor, demokratische Abläufe zu befolgen; die Opposition gibt vor, dieselben zu kontrollieren, und die Bevölkerung gibt vor, daran Interesse zu haben. In Wirklichkeit ist in diesem Land neben den Großparteien, der Verstaatlichten Industrie und dem Konsum die Politik ingesamt zerfallen. Die Menschen gehen völlig in ihren Geschäften auf. In jedem anderen Land wäre dies nicht weiter erwähnenswert, weil es der kapitalistischen Normalität entspräche, die Österreicher aber fürchten nichts mehr als den bürgerlichen Alltag, denn unter Geschäft verstehen sie Betrug und unter Innovation das Umsetzen von Freundschaft in klingende Münze. Aus diesem Grund hassen sie den Kapitalismus, und ihr Haß ist so tief, daß sie nicht mehr mit den Barbaren liebäugeln, sondern diese gleich schockweise ins Parlament entsenden. Und aus einem ehrgeizigen Geck machen sie den Leitwolf einer furchterregenden Meute.

TRITT Sie beschreiben eine Ausnahmesituation!

GROLL Ich rede von der Zweiten Republik. Ich rede davon, daß die Regierung Sparpakete verabschiedet, die ausschließlich die Armen treffen. Ich rede davon, daß eine von mehr als dreihundert Organisationen monatelang vorbereitete Massendemonstration gegen das Sparpaket von einigen hundert Unentwegten besucht wird, die den wirren Reden eines Betriebspfarrers lauschen, der zweitausend Jahre nach Jesus entdeckt hat, daß Reichtum unmoralisch ist.

Der schwarze Kater hat einen Goldfisch geschnappt und spaziert, als sei nichts geschehen, an Groll vorbei.

TRITT Haben Sie das gesehen? Warum sind Sie nicht eingeschritten?

GROLL Weil ich Genossenschaftsmitglied des Konsum bin und mich mit ihm im Ausgleich befinde. Vierzig Prozent der Goldfische bekommen eine Chance, die anderen fallen der Zweiten Republik zum Opfer.

Groll, der Opernball und der Staat

Die Wiener Oper am Abend des Opernballs. Die Ehrengäste fahren vor. Auf der gegenüberliegenden Seite der Ringstraße bildet ein Zug der Antiterroreinheit »Cobra« ein Karree. Innerhalb des Karrees steht Groll. An seinem Rollstuhl ist ein Transparent befestigt: »Bald werden wir alle gemeinsam tanzen!« Tritt kämpft sich durch die Schaulustigen zu Groll durch.

TRITT Was machen Sie da?

GROLL Sieht man das nicht? Ich bin die diesjährige Opernball-demonstration. Behördlich angemeldet, erkennungsdienstlich behandelt und öffentlichkeitswirksam abgeschirmt.

TRITT Sind Sie allein?

GROLL Die Kommunisten haben sich verlaufen, die Anarchisten sind auf Urlaub, die Sozialdemokraten sind beim Ball und werden dort von den Staatslinken verfolgt, und die Autonomen – *Hubschrauberlärm übertönt Grolls Worte.*

TRITT Sie wissen, daß der grünen Abgeordneten, der Rollstuhlfahrerin Theresia Haidlmayr, ursprünglich der Zutritt verwehrt wurde. Und zwar mittels Bescheid.

GROLL Der vom Wirtschaftsminister aufgehoben wurde. Darüber hinaus hat er ihr völlige Bewegungsfreiheit zugesichert. Doktor Schüssel, der Wunderheiler.

TRITT Sie wissen, was die Organisatorin des Balles, Frau Tobisch, sagte, als sie auf die Rollstuhlfahrerin angesprochen wurde? Sie sagte, ein an den Beinen gelähmter Mensch habe auf ihrem Ball nichts verloren. Im Rollstuhl könne der Rummel kein Vergnügen sein.

GROLL Frau Tobisch ist eine ehemalige Freundin Adornos. Und sie kennt die Opernballbesucher seit Jahrzehnten. Sie wird wissen, was sie sagt. *Wechselt das Transparent: »Schampus für alle, Mutter Theresia!«*

TRITT Bedenken Sie Ihre Worte!

GROLL Ich bedenke die Worte der grünen Behindertensprecherin. Sie erklärte den Opernball zum Staatsball und forderte ihren Anteil am Staat ein. So weit, so bescheiden. Deswegen wäre kein Aufhebens. Als sie aber ihren Besuch auf dem Opernball mit der Emanzipation behinderter Menschen verwechselte und damit eine private Laune als einen politischen Akt ausgab, begann ich mit den Vorbereitungen für die heutige Massendemonstration.

TRITT Es scheint, daß die Abgeordnete Haidlmayr ihrer Zeit voraus ist.

GROLL Richtig. Nachdem alle Gebäude des Landes barrierefrei gemacht wurden, alle Theater, Kinos, Geschäfte und Restaurants für Behinderte zugänglich sind; nachdem die Behinderten in den Arbeitsprozeß integriert wurden und mit glänzenden Leistungen und beispielhaften Gehältern Furore machen; nachdem jene, die arbeitsunfähig sind, mit großzügigen staatlichen Zahlungen ausgestattet wurden; nachdem schließlich die Diskriminierung behinderter Menschen in der Öffentlichkeit verschwunden ist, weil sie mit schweren Strafen bedroht ist; nachdem also die Behinderten in diesem Land ein gleichberechtigtes, selbstbestimmtes Leben ohne jegliche Einschränkung führen, war dieser Schritt überfällig: Die Staatsoper, die Kasernen und das gesamte Wiener Kanalnetz müssen behindertengerecht umgebaut werden. Es ist das Verdienst der Abgeordneten Haidlmayr, den Finger auf diese Wunde gelegt zu haben.

TRITT Darf ich Sie daran erinnern, daß vor fünf Jahren die Grünen noch auf der anderen Seite der Barrikade gestanden sind? Sie kämpften damals verbissen gegen die Repräsentanten von Staat und Kapital.

GROLL Damals war der Staat ja auch noch autoritär und die Ökonomie kapitalistisch. Mittlerweile hat sich die Lage jedoch grundlegend gewandelt. Im Zeitalter der anbrechenden Volksgemeinschaft darf sich niemand ausschließen. Willig bringen wir Behinderte dem Staat ein Opfer nach dem anderen. Wenn mit dem Sparpaket jedem Invalidenrentner, der einen Schilling verdient, die Rente gestrichen wird; wenn das Pflegegeld, das zur Abdeckung behinderungsbedingter Mehraufwendungen eingeführt wurde, künftig dem Einkommen aufgeschlagen wird, wodurch sich abermals eine schöne Reduktion der Pension ergibt, wenn die sozialen Hilfsdienste, die mit eben diesem Pflegegeld erkauft werden, um das Dreifache teurer werden, sagen wir dazu ein freudiges Ja! Wir sind den Vertretern des Gewerkschaftsbundes und der Arbeiterkammer, die diese Regelung ausgehandelt haben, dankbar dafür, daß sie nicht davor zurückschreckten, uns diese Solidarabgabe abzufordern. Endlich werden wir mit dem Staat eins: Wir dürfen ihn sanieren. *Wechselt das Transparent: »Krieg den Krüppeln, Friede den Besten!«* Theresia Haidlmayr ist kein Vorwurf zu machen: Ihr Kampf für die vollständige Kapitulation der Krüppel- und Behindertenbewegung wird nicht vergeblich sein. Ihr Versuch, die Zurückgesetzen mit dem Staat dadurch zu versöhnen, daß sie, die Behindertensprecherin, stellvertretend für uns die Kommandohöhen des Staatsballs erobert, beweist schließlich, daß der Staat auf uns nicht verzichten kann. Und solange die Behindertensprecherin ihm die grüne Mauer macht, werden die behinderten Massen dagegen ihre Stimme erheben.

TRITT Sehen Sie nur, ein Behindertentransporter fährt vor! Ob das schon die Abgeordnete ist?

GROLL Ich kann nichts erkennen, die Polizisten versperren mir die Sicht.

Aus der Oper ertönen die Klänge der Bundeshymne. Groll hißt die Totenkopfflagge.

Vom Nutzen der Mobilität

Groll liegt bäuchlings auf einem Therapieball. Tritt steht hinter ihm.

TRITT Sie entschuldigen, daß ich bei der Therapie störe?

GROLL Das ist keine Therapie, das ist nur eine Lockerungsübung.

TRITT Ihre Muskeln sind sicher vom Sitzen im Rollstuhl verspannt.

GROLL Immer wenn ich einer Krisis begegnen muß, hänge ich mich auf. Oder ich lege mich auf diesen Ball.

TRITT Sie haben eine Krisis? *Zückt das Notizbuch.*

GROLL Ich habe geträumt, Sie seien ein Agent des Landesinvalidenamts, und man habe Sie auf mich angesetzt, um meine Pflegebedürftigkeit zu überprüfen.

TRITT Um Gottes willen, nein!

GROLL Die Regierung will meine Rente kürzen!

TRITT Ich bin ein Mann der Wissenschaft, kein Sozialpolitiker!

GROLL Sie sind kein Vertreter? Ich warne Sie: Ich kaufe keine Biokartoffeln, lehne jedwede religiöse Propaganda strikt ab und zeichne keine Anleihen!

TRITT *bestürzt* Wie?

GROLL Ich beantworte keine Fragen nach meinen Lesegewohnheiten, bleibe an Tagen der offenen Tür grundsätzlich zu Hause und habe keine Ahnung, wie hoch der Blutdruck des Bezirksvorstehers ist.

TRITT Hören Sie auf!

GROLL Auch dem Götzen unserer Zeit bringe ich nicht das kleinste Opfer.

TRITT Dem Götzen unserer Zeit?

GROLL Der Mobilität. Das Zirkulieren von Kapital erfordert das Zirkulieren der Menschen. Mobilität ist die Überlebensfrage der Physis. Nicht mobil sein ist ein Todesurteil. *Bewegt sich, auf dem Therapieball liegend, hin und her.*

TRITT Niemand fordert von Ihnen Mobilität!

GROLL Immobil sein ist ein schweres Vergehen. Das Vergehen wird zur Provokation, wenn man schuldlos gelähmt ist. Die Schuldlosigkeit macht den Gelähmten zur lebenden Bedrohung der Bewegten. *Rollt auf dem Ball weiter.*

TRITT *folgt Groll* Der Sozialstaat bemüht sich um die Wiederherstellung der Arbeitskraft.

GROLL Das Ziel der Rehabilitation ist die Rehabilitierung. Wer nicht mobil ist, ist ein Verbrecher und muß ins Rehabilitationszentrum.

TRITT Sie sind verwirrt!

GROLL Wo es nichts mehr zu mobilisieren gibt, schnallt man den Gelähmten Räder an den Rumpf. Sie werden an den Rollstuhl gefesselt und auf die Straße der Freiheit geschickt.

TRITT Sie werden ins Leben entlassen!

GROLL Entlassen. Ein richtiges Wort. Ein Behinderter, der nicht mehr mobilisiert werden kann, zählt nicht mehr zum rollenden Material, ist Menschenschrott. Er fällt der kulturellen Abfallbeseitigung anheim, wird karitatives Objekt, verfault in entlegenen Heimen. Wenn er Glück hat, leuchtet ihm ein ewiges Licht.

TRITT Was würden Sie also einem Behinderten raten?

GROLL Alles, was ein behinderter Mensch in dieser Gesellschaft lernen muß, reduziert sich auf eine unabdingbare Fähigkeit: mobil bleiben. Ein gelähmter Mensch muß ständig in Bewegung sein, sonst ist es aus mit ihm. *Bewegt sich wie verrückt auf dem Ball hin und her.*

Die Welt unter dem Arm

Groll hängt an einer Sprossenwand, Tritt steht vor ihm und schreibt in ein Notizbuch.

GROLL *doziert* Die Bewegung ist das aufgelöste Rätsel aller Bewegunglosen. Vielleicht ist das der Grund, warum manch einem auf dem Weg von der Beugung zur Streckung die Welt abhanden kommt. Andererseits ist aber die Bewegung der Zustand, in dem die Menschen sich ihrer Lähmung bewußt werden. Oder verhält es sich umgekehrt? Kann im Bewußtsein der Lähmung Bewegung denkbar bleiben? Welche Folgen hat die Lähmung von Teilen des Körpers auf die zugehörigen Teile des Gehirns? Wie groß ist schließlich der mit der Lähmung einhergehende Wirklichkeitsverlust? Ist es möglich, darüber Klarheit zu erlangen? Ist die Autonomie des Denkens ein erstrebenswertes Ziel? Oder verbirgt sich dahinter nur der Bankrott der Bewegung?

TRITT *sieht auf* Darüber sollte einmal nachgedacht werden.

GROLL Sehen Sie, je länger ich hänge, je mehr sich meine Muskeln, Sehnen und Gelenke dehnen, desto mehr dehnen sich auch meine Gedanken. Wenn ich einen ganzen Tag hinge, könnte ich mit der Welt unter dem Arm von hier fortgehen. Leider halte ich nur zwanzig Minuten durch.

Groll sucht Arbeit

Ein Vorstadtgasthaus in Wien-Floridsdorf. Groll sitzt an einem Tisch und studiert den Anzeigenteil einer Tageszeitung. Ein Mann betritt das Lokal, es ist Magister Tritt. Er bemerkt Groll.

TRITT Hallo, Groll!
Groll reagiert nicht. Tritt geht auf Groll zu.
TRITT Guten Tag, geschätzter Groll! Das muß ja ein spannender Artikel sein! Wovon handelt er?
GROLL Sie hier? Entschuldigen Sie, verehrter Herr Magister, ich war mit den Gedanken woanders. Nehmen Sie Platz, Sie können mir helfen.
TRITT Worum geht es?
GROLL Um eine heikle, was sage ich, um eine delikate Angelegenheit.
TRITT Sie studieren Heiratsannoncen! Das hätte ich von Ihnen nicht geglaubt. *Lacht.*
GROLL Wieso? Ich bin achtunddreißig. Glauben Sie, daß man in dem Alter als Rollstuhlfahrer schon zu den Greisen zählt?
TRITT Um Himmels willen!
GROLL Ich kenne Rollstuhlfahrer, die sind noch als Vierzigjährige in den Bund der Ehe gerollt.
TRITT Sie werden mir doch einen Scherz gestatten!
GROLL Einen. Aber ich warne Sie: Einer pro Abend reicht.
TRITT Was kreuzen Sie da an?
Groll schiebt Tritt die Zeitung zu.
TRITT Stellenangebote! Sie suchen Arbeit? Für wen?
GROLL Eine dumme Frage. Für mich.
TRITT Warum? Sie sind Invalidenrentner!
GROLL Berufsunfähigkeitspensionist!
TRITT Wozu wollen Sie arbeiten? Ist Ihnen langweilig? Fühlen Sie sich unterfordert?
GROLL Nichts von alledem. Ich muß mir Arbeit suchen. Der Finanzminister will das Pflegegeld streichen.

TRITT Wo steht das?

GROLL *blättert in der Zeitung und liest vor* »Im kommenden Sparpaket plant der Finanzminister, der mit seinem Vorstoß zur Besteuerung des 13. und 14. Monatsgehalts eine Abfuhr erlitten hat, das entgangene Geld anderweitig aufzutreiben. Das Pflegegeld soll gekürzt werden.«

TRITT Das ist stark.

GROLL Die Regierung erträgt es nicht, daß Behinderte über Geld frei verfügen können. Sie erträgt uns nur als Anhängsel von Sozialdiensten.

TRITT Wie kommen Sie darauf?

GROLL Die Auszahlung des Geldes soll an den Nachweis von Pflegeleistungen gekoppelt werden. Da ich selbständig lebe, wirft das große Probleme für mich und die Republik auf. Wenn meine Haushälterin mir zukünftig eine Kiste Mineralwasser besorgt, muß ich ihr eine Bestätigung über eine Stunde Pflegedienst abverlangen.

TRITT Das wird kompliziert.

GROLL Noch dazu, wo Bohunka des Deutschen nicht mächtig ist. Ich müßte einen staatlich beeideten Dolmetsch einschalten.

TRITT Der seinerseits eine Bestätigung über erbrachte Pflegeleistungen beibringen müßte.

GROLL Was er aber nicht kann, da seine Befugnis nicht ausreicht. Er würde seine Approbation riskieren. Der Dolmetsch müßte vorher ein Rechtsgutachten einholen.

TRITT Und der Gutachter müßte eine Pflegebestätigung ausstellen.

GROLL Das wird er nicht tun, er wird stattdessen das Problem delegieren, und zwar an die Rechtsanwaltskammer.

TRITT Diese wird einen Musterprozeß anstrengen –

GROLL – und ich werde eine Bescheinigung über erbrachte Pflegeleistungen begehren –

TRITT – aber nicht bekommen.

GROLL Die Rechtsanwaltskammer wird die Republik Österreich beim Europäischen Gerichtshof verklagen.

TRITT Sie werden versuchen, die Klage als Pflegeleistung geltend zu machen.

GROLL Die Republik wird mit einer Gegenklage antworten.

TRITT Eine weitere Pflegeleistung!

GROLL Die beiden Parteien werden sich nicht einigen. Der Prozeß wird sich über Jahre hinschleppen, weil niemand sein Gesicht verlieren darf. Schließlich wird die Sache vor die UNO kommen.

TRITT Die Pflegeleistungen werden astronomische Dimensionen erreichen!

GROLL Die UNO wird angesichts der Komplexität des Problems die guten Dienste eines diplomatischen Vermittlers empfehlen. Jimmy Carter wird sich anbieten.

TRITT Nein!

GROLL Keine Angst! Die Rechtsanwaltskammer wird ihn wegen Befangenheit ablehnen. Carter war nachweislich mehrere Male in Österreich zu Gast und hat sich sogar lobend über die Wiener Küche geäußert.

TRITT Carter wird aber eine Bescheinigung über nicht erbrachte Dienste vorlegen.

GROLL Das steht zu erwarten. Die Pensionsversicherung wird die Rechnung aber nicht akzeptieren.

TRITT Ein neuer Vermittler muß gesucht werden. Die Pflege wird unfinanzierbar.

GROLL Schließlich wird Fidel Castro das Vermittlungsmandat übernehmen.

TRITT Eine neue Kubakrise ist die Folge! Die Welt am Rande des –

GROLL – Pflegenotstands.

TRITT Und das alles nur wegen einer Kiste Mineralwasser!

GROLL Weil meine Haushälterin mir eine Kiste Mineralwasser besorgt, brauche ich eine Bestätigung vom Bundeskanzleramt, daß ich von der Republik Österreich gepflegt werde.

TRITT Unglaublich!

GROLL Außerdem denkt der Finanzminister bei Pflegegeldbeziehern an die Errichtung einer Einkommensgrenze.

TRITT Der Anteil von Millionären unter behinderten Menschen ist bekanntlich sehr hoch.

GROLL Und deswegen sehe ich mich nach einer Arbeit um. Mit diesem Finanzminister ist nicht zu spaßen. Er war bis vor kurzem ein erfolgreicher Steuerberater und verdiente nach eigener

Aussage sechs Millionen im Jahr. Als Minister kommt er nicht einmal auf die Hälfte. Der Mann ist also in höchstem Ausmaß verbittert, es ist verständlich, daß er seinen Zorn abreagiert. Ein Schuft, wer ihm das übelnimmt. Und ein Illusionist, wer denkt, daß es nicht jene treffen wird, die sich am schwersten wehren können. Es ist schließlich nicht die Schuld des Finanzministers, daß unsere Wartung so kostspielig ist. Mit dem Geld, das ein Pflegeplatz in einem Heim kostet, kann eine nichtbehinderte Familie ein ganzes Jahr leben. *Pause.* Wer weiß, wie ich an der Stelle des Finanzministers reagieren würde? Wenn mir drei Millionen pro Jahr durch die Lappen gingen, ich würde wahrscheinlich vor nichts zurückschrecken. Ich würde mich ohne Skrupel bei sozial Schwächeren schadlos halten, ich glaube sogar, ich würde den Sozialminister –

TRITT – sagen Sie nichts, ich kann es mir denken!

GROLL Dann können wir ja fortfahren.

TRITT Womit?

GROLL Mit der Stellensuche.

TRITT Aber dürfen Sie denn überhaupt dazuverdienen? Wird Ihnen dann nicht die Rente gestrichen?

GROLL So ist es. Daher werde ich einige Monate einer lukrativen Arbeit nachgehen, dann setze ich mich ins Ausland ab. In Sizilien kenne ich ein stilles Bergdorf in der Nähe von Catania, die Stelle eines Friedhofwärters ist dort seit Jahren vakant.

TRITT Ich glaube Ihnen jedes Wort. An welche Arbeit hätten Sie denn gedacht?

GROLL Ich bin nicht wählerisch. Die interessantesten Angebote habe ich angekreuzt.

TRITT *liest* »Aerobic-Trainer für neues Fitneß-Studio in Mistelbach wird aufgenommen. Ausbildung möglich.« *Sieht Groll an, der vom Rotwein trinkt.* Das meinen Sie nicht ernst?

GROLL Warum nicht? Da steht ja: Ausbildung möglich.

TRITT Aber, Ihre –

GROLL – meine was? Meine Behinderung meinen Sie?

TRITT Sie wissen, daß ich auf Ihrer Seite stehe.

GROLL *trinkt das Glas in einem Zug aus.* Herr Wirt, noch einen Halben!

TRITT Ich erachte es als meine Pflicht, Sie darauf hinzuweisen,

130

daß Sie als Rollstuhlfahrer nicht als Fitneßtrainer arbeiten können.

Der Wirt bringt den Wein, Groll schenkt nach.

GROLL   Warum nicht? Ich könnte Geschichten aus meiner Jugend zum besten geben, während die Turner auf der Stelle hüpfen. Oder ich könnte mit einem Megaphon Anweisungen geben, wie die Steuermänner in den Ruderbooten. Ich würde die Leute im Takt beschimpfen:»Du Fettwanst, links vorne, gib auf, es hat keinen Sinn.« Oder:»Gnädige Frau, bitte nicht in die Knie gehen. Sie kommen sicher nicht mehr hoch.«

TRITT   Man wird Sie noch am ersten Tag feuern.

GROLL   Im Gegenteil, die Umsätze werden sich vervielfachen. Angesichts eines vorlauten Rollstuhlfahrers werden die Leute sich vermehrt anstrengen. Und kein Kunde wird sich trauen wegzubleiben. Ich würde ihn sonst im Dorfgasthaus der Behindertenfeindlichkeit bezichtigen. Wer mich und das Fitneßcenter meidet, kann auswandern. Ich sehe schon den Werbespruch: Sei froh, daß du noch laufen kannst. Tank Fitneß beim Krüppel!

TRITT   Was haben wir noch? *Liest.* »Konditorei sucht weibliche Hilfskräfte für Imbißvorbereitung.« Sie sind doch keine weibliche Hilfskraft!

GROLL   Aber ich bin behindert, und ich lasse mich nicht wegen meines Geschlechts diskrimieren. Außerdem bin ich für diese Arbeit wie geschaffen. Zur Imbißvorbereitung habe ich schon seit jeher eine enge Beziehung.

TRITT   Inwiefern?

GROLL   Immer, wenn ich zu Hause einen Imbiß zubereite, verflüchtigen sich die Zutaten, weil ich meinen Appetit nicht zügeln kann. Höchste Zeit, daß ich diese Schwäche überwinde. Ich habe schon daran gedacht, deswegen eine Geschützte Werkstätte aufzusuchen, aber letztlich hat mich die Angst vor dem Werkschutz davon abgehalten.

TRITT   Haben Sie gehört, daß die Geschützten Werkstätten jetzt in Integrative Betriebe umgetauft werden?

GROLL   Das ist nicht wahr!

TRITT   Doch! Ich habe es in einer Aussendung des Sozialministeriums gelesen.

GROLL   Und was ist mit den Behinderten? Wenn man die Geschützten Werkstätten umbenennt, was ist dann mit uns Behinderten? Werden wir auch umbenannt? Und wenn ja, wie heißen wir dann?

TRITT Seien Sie nicht kindisch!

Groll trinkt und starrt in das Glas.

TRITT Was haben Sie?

GROLL Ich habe eine melancholische Anwandlung. Ich trauere den Geschützten Werkstätten nach. Wie habe ich sie geliebt! Wer immer dort verschwand, nie wieder ist er auf dem freien Arbeitsmarkt als Lohndrücker aufgetaucht. Außerdem: dieser Name! Geschützte Werkstatt! Eine ganze Fabrik zum Schutz der Gesellschaft vor Behinderten. Mit integralen Gewerben wird das nicht mehr möglich sein.

TRITT Integrative Betriebe!

GROLL Entschuldigen Sie. Integre Betriebe.

TRITT Integrative!

GROLL Sage ich ja.

TRITT *schüttelt den Kopf und liest* Was haben wir da? »Erbe sucht Treuhänder. Sehr gute Bezahlung bei wenig Wochenstunden. Einfache, aber verantwortungsvolle Tätigkeit. Bewerbungen mit Foto an Greif-Werbung, Linz.«

GROLL Ein Traumberuf. Treuhänder sind sehr gefragt.

TRITT Seit die russische Mafia Geld waschen muß. Ich besuche Sie dann im Gefängnis.

GROLL Sie Kleingeist!

TRITT Hier! Das wäre etwas für Sie: »Raum St. Pölten. Pensionist für Spielhallenaufsicht gesucht.«

GROLL Wollen Sie mich umbringen? Ich will mit der Mafia nichts zu tun haben.

TRITT Das ist ein Mafia-Job?

GROLL Selbstverständlich.

TRITT Der Treuhänder nicht?

GROLL Selbstverständlich nicht.

TRITT Woran erkennen Sie einen Mafia-Job?

GROLL An der Ortsangabe. Raum St. Pölten. Zwischen Sankt und Pölten gibt es keinen Raum. Entweder Raum oder St. Pölten. Die Anzeige kann also nur von Ortsunkundigen stammen. Von Geldwäschern, Devisenhaien oder Sozialwissenschaftlern.

TRITT Was haben Sozialwissenschaftler mit der Mafia zu tun?

GROLL Das wissen Sie nicht? Sie, ein Soziologe?

TRITT Nein, ich weiß es nicht.

GROLL Woher soll ich es dann wissen? Bin ich etwa ein Sozialwissenschaftler?

TRITT Sie können doch nicht irgendwelche Behauptungen in den Raum stellen!

GROLL In den Raum St. Pölten schon.

TRITT Das ist ja idiotisch!

GROLL Wollen Sie mich diskriminieren?! Wollen Sie mir eine Mehrfachbehinderung unterschieben? In Amerika würde man Sie dafür in eine geschützte Anstalt einweisen, mit Stäben vor den Fenstern und Wachtürmen und ohne jegliche Selbstverwaltung!

TRITT Beruhigen Sie sich. Hier, trinken Sie. *Trinkt einen großen Schluck von Grolls Glas und schenkt sich dann nach.*

GROLL Sie trinken von meinem Glas!

TRITT Es gibt ja kein anderes. *Liest.* »Küchenhilfe. Nur Inländerin wird aufgenommen. Lagerraum für Schlafstatt vorhanden. Lindenhof, Preßbaum.« Was finden Sie daran interessant?

GROLL Den Hinweis auf die Inländerin. Ich bin Inländer, und was für einer. Ich trinke, wenn es sein muß, sogar Inländer-Rum, obwohl ein Freund von mir davon blind geworden ist. Dem Lindenhof geht es offensichtlich nur darum, daß kein Ausländer auftaucht. Das ist meine Chance. *Trinkt.* Wirtshaus, noch einen Liter!

TRITT Sie spielen mit der Ausländerfeindlichkeit.

GROLL Keineswegs. Ich tue, was die Regierung mir nahelegt. Wenn das Pflegegeld gestrichen wird und ich mir nicht einmal mehr mein medizinisch indiziertes Achtel Rotwein leisten kann, *Der Wirt stellt einen Liter Rotwein auf den Tisch* muß ich als Randgruppe mich dem Verdrängungswettbewerb mit anderen Randgruppen stellen. Dann lege ich die Lanze ein und ziehe auf die Walstatt.

TRITT Was?

GROLL Ich gehe zum Arbeitsamt und belege meine Arbeitswilligkeit.

TRITT Das wird Ihnen nicht viel nützen!

GROLL Sagen Sie das nicht. Ein Freund von mir war auch ohne

Arbeit, und als er sich gemeldet hat, wurde ihm die Wohnbeihilfe gestrichen, weil er nicht bei seiner Beihilfe gewohnt hat.

TRITT Sie sollten nicht so viel trinken. *Trinkt ein Glas auf einen Zug aus.*

GROLL Ein anderer Freund von mir sollte auch nicht viel trinken, und wissen Sie, was aus ihm geworden ist?

TRITT Er ist in einer Trinkerheilanstalt.

GROLL Weit gefehlt. Er ist Polizist, Spezialgebiet Alkoholkontrollen.

TRITT Trinkt er noch?

GROLL Mehr denn je. Aber er hat etwas aus sich gemacht. Ich will auch etwas aus mir machen. Ich will der Gesellschaft nicht zur Last fallen, ich will für mich sorgen.

TRITT Was haben wir denn da! »Junger Isolierer mit Spenglerkenntnissen gesucht.«

GROLL Schade. Ich könnte höchstens als Quengler mit Isolierkenntnissen gehen. Und heutzutage, wo jeder speziell sein muß, bin ich da von vornherein chancenlos.

TRITT Was meinen Sie mit Isolierkenntnissen?

GROLL Ich wohne in Wien und bin behindert. Da hat man automatisch jede Menge Isolierkenntnisse.

TRITT Sie meinen Isolationskenntnisse?

GROLL Hat die Regierung das auch umbenannt? Mir wird angst und krank. Wo kann ich übernächtigen? *Leert ein Glas Rotwein auf einen Zug und blickt in die Ferne.*

TRITT Für Ihresgleichen müßte es eine rechtliche Absicherung geben, ein Antidiskrimierungsgesetz, wie in den USA.

GROLL Lieber nicht.

TRITT In den USA hat das Gesetz viel bewirkt.

GROLL In Österreich wäre es eine Katastrophe. Ich sehe schon, wie die Regierung das Gesetz in einer Großveranstaltung in der Hofburg vorstellt.

TRITT Wunderbar.

GROLL Und ich sehe den Text des Gesetzes. Er lautet: §1 Eigentlich sollte ja kein Mensch aufgrund einer Behinderung diskriminiert werden. §2 Sollte es dennoch dazu kommen, kann man auch nichts machen. §3 Die Vollziehung des Gesetzes erfolgt im Rahmen der mittelbaren Bundesverwaltung. §4 Niemand ist daher für irgend etwas zuständig. §5 Mangels Zuständigkeit wird von Sanktionsbestimmungen innerhalb der ersten fünfzig Jahre abgesehen. §6 Das Gesetz tritt rückwirkend mit 1.1.2010 in Kraft. §7 Das Gesetz ersetzt alle einschlägigen Bestimmungen des Berg-, Straf- und Kirchenrechts. §8 Nach Einstellung der Wiener Zeitung gilt das Gesetz als verlautbart, wenn es im Amtsblatt der Wiener Zeitung veröffentlicht wird.

TRITT Sie sind ein Pessimist.

GROLL Ich kenne die österreichische Rechtsordnung wie meinen Pensionsbescheid.

TRITT Wir sollten dann aufbrechen. Der Wirt wirft schon begehrliche Blicke auf die Wanduhr.

GROLL Soll er sie schänden. Mir bedeutet sie nichts.

TRITT Wozu haben Sie das angestrichen? »Bundesrentner, Jahrgang 1895, sucht ausgebildete weibliche Pflegekraft aus dem Raum der Donaumonarchie. Alter egal, sofern unter zwanzig. Sprachkenntnisse unerwünscht, Parkettsicherheit Voraussetzung. Bezahlung erfolgt unmittelbar nach dem dritten Probejahr. Bewerbungen bitte unter Angabe der bezughabenden Akt- und Vorzahl sowie der Beilage von Vollkörperbildern und keinem Lebenslauf an das ho. Amt. Nachsatz: Spätere Pragmatisierung bei zufriedenstellender Dienstauffassung nicht ausgeschlossen.« Da wollen Sie sich bewerben?

GROLL Warum nicht? Ich bin parkettsicher, aus dem Raum der Donaumonarchie und beherrsche die k.u.k. Kanzleiordnung in Wort und Schrift.

TRITT Sie wären der ideale Fall für Sascha Kolowrat gewesen.

GROLL Sie meinen den Kohlenhändler um die Ecke, der vorigen Monat verhaftet wurde, weil er von einem ungarischen Schleppkahn im Hafen Freudenau Kohle gestohlen hat?

TRITT Nein, ich meine den österreichischen Filmmogul, den Besitzer der »Sascha-Film«, Eigentümer der »Sascha-Automobilfabrik«. In den zwanziger Jahren war er ein legendärer Lebemann.

GROLL In dieser Gesellschaft hätte ich mich sicherlich wohlgefühlt.

TRITT Kolowrat bestritt auch Bergrennen. Damals war ein Beifahrer vorgeschrieben. Da Kolowrat aber sehr dick war, hätte ein normalgewichtiger Beifahrer seine Chancen geschmälert. Wissen Sie, wie Kolowrat sich beholfen hat?

GROLL Keine Ahnung.

TRITT Er engagierte einen Liliputaner.

GROLL Sie meinen einen kleinwüchsigen Menschen.

DER WIRT Meine Herren! Sperrstunde!

GROLL Sofort! Nur noch ein Fluchtachterl.

Der Wirt stellt die Gläser auf den Tisch.

DER WIRT Prost und ex!

GROLL Wie reden Sie mit uns!

TRITT Wir sind Kunden und wünschen als solche behandelt zu werden.

GROLL Außerdem sind wir die letzten Gäste. Und wir sind zahlreich, nein zahlend, zumindest der Gesinnung nach. Zahlende Vollgäste trotz zahlloser voller Gläser. *Setzt sich auf den Rollstuhl und rutscht fast vom Sessel. Tritt prostet ihm zu.* Wir sind ein idealer Betrieb, Magister Tritt. *Der Wirt setzt Groll auf dem Rollstuhl gerade.* Danke, Kollege von der Betriebsstoffabteilung. Ich ernenne Sie hiermit zum bevollmächtigten Arbeitsassistenten in meiner verrutschten Werkstatt.

DER WIRT Abmarsch, die Herren!

Groll droht wieder vom Rollstuhl zu rutschen, Tritt hält ihn mit letzter Kraft fest.

GROLL Wissen Sie, daß Ihr Ton ungehörig ist? Wissen Sie, daß Sie meiner Karriere im Weg stehen, weil Sie das Studium der freien Arbeitsstellen hintertreiben? Wissen Sie, daß Sie damit das Budget der Verzweiflung preisgeben, weil ihm meine Lohnsteuer entgeht? Wissen Sie, daß Sie damit dem Finanzminister den Todesstoß versetzen?

Tritt zahlt und schiebt Groll aus dem Lokal.

GROLL Wissen Sie, daß Sie der allgemeinen Arbeitsmoral in den Rücken fallen? Wissen Sie, daß Sie damit an den Säulen der Fundamente der Demokratie rütteln? Wissen Sie, daß der Schriftsteller Unger entdeckt hat, daß in Österreich die Basis das Fundament jeder Grundlage ist?

Der Wirt schließt das Lokal.

DER WIRT Sozialschmarotzer! Akademisches Gesindel! Und unsereins ertrinkt in Arbeit. *Gießt sich ein Glas Wein ein.*

Auf der Brückenwaage

Die Zentralwerkstätte der Bundesbahnen in Wien-Floridsdorf. Früher Abend. Groll steht mit seinem Rollstuhl auf einer Brückenwaage. Aus einer Halle strömen Menschen. Tritt löst sich aus der Menge. Er sieht Groll und läuft auf ihn zu.

TRITT Hallo, Groll!
Groll reagiert nicht.
TRITT Ich komme!
GROLL Weg! Bleiben Sie mir vom Leib!
TRITT *außer Atem, streckt Groll die Hand entgegen* Da bin ich wieder!
GROLL Sie Narr! Jetzt haben Sie alles verdorben! *Fährt mit dem Rollstuhl einige Meter zur Seite.*
TRITT Wovon sprechen Sie?
GROLL Von der Waage, Sie Ignorant! Ich habe versucht, mich zu wiegen, und Sie haben diesen Versuch zunichte gemacht.
TRITT Das tut mit leid. Aber ich konnte doch nicht wissen –
GROLL – daß diese Brückenwaage äußerst sensibel ist. Daß sie erst auf mein Gewicht und das des Rollstuhls eingestellt werden muß, bevor man einen Wiegevorgang einleitet. Daß die Toleranzgrenze in stundenlanger Arbeit auszupendeln ist. Daß schon die kleinste Störung die Anordnung des Experiments hinfällig macht.
TRITT Ich wußte nicht –
GROLL – daß Rollstuhlfahrer nirgends ihr Gewicht feststellen können. Daß es keine Waagen gibt, die mit dem Rollstuhl zu befahren sind. Daß die Spitäler, die früher noch über Sitzwaagen verfügten, heutzutage nicht einmal mehr Briefwaagen besitzen. Daß selbst Rehabilitationszentren sich mit Gewichtsschätzungen behelfen müssen.
TRITT Ich dachte, Sie hätten wie ich das Theaterstück in der Montagehalle gesehen. Ich dachte, der »Nathan« sei Ihnen nahegegangen und Sie wären deswegen zur Seite gefahren.

GROLL Niemand ist mir zu nahe getreten, auch kein »Nathan«. Nur Sie kommen mir andauernd in die Quere.

TRITT Weil ich Ihnen gewogen bin.

GROLL Sie beschämen mich.

TRITT Lassen Sie uns das Experiment wiederholen! Ich helfe Ihnen!

GROLL Das ist nicht so einfach, wie Sie glauben. Diese Brückenwaage ist äußerst sensibel, sie ist zwar für Lokomotiven bis 100 Tonnen zugelassen, eignet sich aber genauso für Präzisionsmessungen. Wenn ich so wie jetzt vor Wut zittere, ist ein korrektes Meßergebnis unmöglich. Die Waage setzt aus, wenn das auf ihr befindliche Gewicht auch nur um wenige Dekagramm schwankt. Jede Bewegung des zu wiegenden Objekts führt dazu, daß die komplizierte Mechanik Schaden nimmt.

TRITT Wenn Sie wollen, stelle ich mich als Testobjekt zur Verfügung. Ich bin ganz ruhig.

GROLL Das sehe ich. Ihr Gesicht zuckt wie eine defekte Glühbirne, Ihre Arme kreisen durch die Luft wie Flugzeuge in der Warteschleife, und Ihre Beine hüpfen über den Platz, als querten Sie die Geleise der Ostbahn.

TRITT Dafür kann ich nichts. Daran ist ausschließlich Lessings Theaterstück schuld. Die Ringparabel hat mich tief bewegt.

GROLL Wovon reden Sie?

TRITT Von der Inszenierung.

GROLL In der Montagehalle wird Theater gespielt?

TRITT Seit gestern, im Rahmen der Festwochen.

GROLL Was ist mit den Lokomotiven? Hat man sie in Sicherheit gebracht?

TRITT Das weiß ich nicht. Ich bin nicht wegen der Lokomotiven, sondern wegen Lessings »Nathan« gekommen.

GROLL Haben Sie den Hund gefunden?

TRITT Welchen Hund?

GROLL Lessings »Nathan«. Auf meiner Stiege wohnt ein pensionierter Kriminalbeamter namens Kesselring, er besitzt einen Rottweiler namens »Wotan«.

TRITT Ich spreche von Gotthold Ephraim Lessings »Nathan der Weise«, einem der berühmtesten Theaterstücke des deutschen Sprachraums. Und der Mittelpunkt dieses Stücks, dessen Inhalt jedes Schulkind im Schlaf hersagen kann, der Mittelpunkt des »Nathan« ist die Ringparabel.

GROLL Ich mache mir nichts aus Schmuck.

TRITT Die Ringparabel hat nichts mit Schmuck zu tun, sie ist ein Gleichnis, eine Metapher dafür, daß alle Menschen Brüder werden, ungeachtet ihrer Herkunft, gleich welcher Religion, wenn sie einander nur vorbehaltlos achten. Die Ringparabel singt das Hohelied auf die edelste der menschlichen Tugenden, die Toleranz.

GROLL Toleranz ist eine Tugend?

TRITT Die Königin der Tugenden.

GROLL Ich dachte, Toleranz sei eine physikalische Größe, ein Begriff, der das Ausmaß einer Abweichung von einem Normergebnis beschreibt. Diese Brückenwaage zum Beispiel hat einen außergewöhnlich niedrigen Toleranzbereich.

TRITT Der Toleranzbegriff hat auch eine gesellschaftliche Seite. Das ist sogar die wichtigere.

GROLL Wenn das so ist: Wie stark muß man sein, um Toleranz üben zu können?

TRITT Ich verstehe die Frage nicht.

GROLL Weil Sie ein Akademiker sind. Weil Sie Zentralwerkstätten nur besuchen, wenn diese zweckentfremdet werden.

TRITT Danke für das Kompliment.

GROLL Bitte. In der Zentralwerkstätte der Bundesbahnen erscheint die Welt des Geistes in einem neuen Licht.

TRITT Den Eindruck habe ich auch.

GROLL Sie haben meine Frage nicht beantwortet: Sollen Schwache und Unterdrückte ihren Peinigern gegenüber tolerant sein? Besteht eine allgemeine Verpflichtung zur Toleranz?

TRITT Der Begriff der Toleranz war ursprünglich ein Kampfbegriff des Bürgertums gegen die Herrschaft von Adel und Kirche. Das Toleranzedikt von Nantes 1598 und das Toleranzpatent Joseph II. aus dem Jahr 1681 sind Meilensteine auf dem Weg zur politischen Gleichberechtigung der Bürger vor dem Staat. Ohne Toleranz ist die moderne Demokratie undenkbar.

GROLL So schlecht steht es also um die Demokratie? Sie kann sich nur mehr durch Toleranz über Wasser halten?

TRITT Sie scheinen da einiges zu verwechseln.

GROLL Aber Sie sagten doch, Toleranz sei eine Waffe im Kampf um die Macht gewesen. Jetzt, da die Toleranten die Macht innehaben, ist der Toleranzbegriff folgerichtig ein Kampfbegriff der Mächtigen gegen die Schwachen.

TRITT Was reden Sie da?

GROLL Aus mir spricht die Schattenseite der Geschichte.

TRITT Wie kommen Sie darauf?

GROLL Als der Bundespräsident vor kurzem das ehemalige Behinderten-KZ Hartheim besuchte, sprach er davon, daß die Politik nicht die Augen vor den Schattenseiten der Geschichte verschließen darf. Er meinte damit uns Behinderte.

TRITT Er meinte Hartheim! Ich verstehe Sie nicht: Hilfe weisen Sie entrüstet zurück, aber gleichzeitig beschweren Sie sich über mangelnde Toleranz.

GROLL Tue ich das?

TRITT Ich habe Ihre Worte so gedeutet.

GROLL Dann sitzen Sie einem Irrtum auf. Ich erzähle Ihnen eine Geschichte, dann werden Sie mich verstehen. Hören Sie jetzt meine Kreisparabel.

TRITT *lacht* Bitte! Ich höre!

GROLL Ich habe eine Freundin, Dorothea. Sie ist durch Muskeldystrophie behindert und fährt mit einem Elektrorollstuhl. Sie studiert Slawistik und steht kurz vor dem Abschluß. Dorothea liebt das Theater, sie versäumt keine Premiere.

TRITT Hat sie den »Nathan« schon gesehen?

GROLL Nein, und Sie werden gleich erfahren, warum. Meine Freundin kann mit dem Rollstuhl die öffentlichen Verkehrsmittel nicht benützen, sie ist daher auf die Fahrtendienste angewiesen.

TRITT Eine segensreiche Einrichtung.

GROLL Ja, für die Eigentümer des Fahrtendienstes. Vorige Woche besuchte Dorothea eine Premiere im Museumsquartier. Das Stück endete um viertel nach elf, der Fahrtendienst war für halb zwölf bestellt.

TRITT Er ist nicht gekommen?

GROLL So ist es. Um zwölf urgierte Dorothea telefonisch in der Zentrale. Man erklärte ihr, daß Fahrten nur mehr bis elf Uhr abends durchgeführt werden. Meine Freundin ließ sich nicht abweisen, sie bestand darauf, abgeholt zu werden. Sie hatte die Fahrt schon vor Tagen bestellt, und niemand hatte ihr etwas von der Vorverlegung gesagt. Daraufhin wurde sie von der Telefonistin beschimpft; Dorothea solle gefälligst toleranter sein.

TRITT Das ist nicht wahr!

GROLL Ich war die ganze Zeit bei ihr und habe jedes Wort gehört.

TRITT Wie ist sie nach Hause gekommen?

GROLL Mit einem Kranwagen der Feuerwehr.

TRITT Wer übernimmt die Kosten?

GROLL Dorothea hat die Rechnung an den Fahrtendienst geschickt. Ich bin aber sicher, daß er sich weigern wird, die Rechnung zu begleichen.

TRITT Unglaublich.

GROLL Harmlos. Wesentlich gefährlicher war ein Vorfall, der sich vor einigen Monaten ereignete. Dorothea wurde von einem Auto abgeholt, dessen Rampe für den E-Rollstuhl ungeeignet war.

TRITT Was ist passiert?

GROLL Die Gewichtstoleranz der Rampe wurde überschritten, sie brach, Dorothea stürzte mit dem Rollstuhl auf die Straße, schlug mit dem Kopf auf dem Randstein auf und blieb bewußtlos liegen. Der Fahrer beging Fahrerflucht. Ein ukrainischer Matrose, der auf dem Rückweg zu seinem Schiff war, hat sie gefunden.

TRITT Ihre Freundin hat den Unfall überlebt?

GROLL *nickt* Mit einer schweren Gehirnerschütterung.

TRITT Sie hat den Fahrtendienst verklagt?

GROLL Der Besitzer des Fahrtendienstes bestritt, daß sie mit seinem Wagen gefahren ist. Zeugen konnte sie nicht namhaft machen.

TRITT Und der Matrose?

GROLL Wir kannten weder seinen Namen, noch den Namen seines Schiffes.

Tritt schüttelt den Kopf.

GROLL Voriges Jahr im Winter, bei minus zehn Grad und heftigem Schneetreiben, mußte Dorothea in der Nacht über eine vereiste Donaubrücke nach Hause fahren.

TRITT Der Fahrtendienst hatte sie vergessen!

GROLL Sie hatte großes Glück und ist mit einer Blasenentzündung davongekommen.

TRITT Ein dreifacher Skandal!

GROLL Eine Ehrenbeleidigung, ein versuchter Totschlag, ein Mordversuch.

TRITT Man muß sich an die verantwortlichen Politiker wenden!

GROLL Das hat meine Freundin auch getan. Wissen Sie, was sie zu hören bekam? Der Stadtrat erklärte ihr, er sei zwar für die bedingungslose Gleichbehandlung aller Menschen, müsse aber darauf verweisen, daß viele Invalide die großartigen Sozialleistungen als Selbstverständlichkeit betrachten.

TRITT Invalide?

GROLL Er kennt kein anderes Wort für behinderte Menschen. Der Stadtrat fuhr fort, es sei nur natürlich, daß es hin und wieder zu Mängeln im großartigen System der kommunalen Hilfsdienste komme, dafür müsse man Verständnis haben. In Zukunft, so der Stadtrat, erwarte er sich von den Invaliden etwas mehr Toleranz.

Stille.

GROLL Verstehen Sie jetzt, warum ich den Toleranzbegriff ausschließlich naturwissenschaftlich anwende?

TRITT Ich verstehe das nicht. Der Stadtrat gilt als innovativer Kopf.

GROLL Ja, von ihm stammt die Idee, daß wir unsere Rollstühle für die U-Bahnen umrüsten sollten. Er hat sogar eine einschlägige Studie in Auftrag gegeben. U-Bahngerechte Behinderte statt behindertengerechte U-Bahnen.

TRITT Ein böser Witz!

Stille. Nach einiger Zeit.

GROLL Ich bin jetzt wieder ganz ruhig. Wir könnten einen neuen Versuch unternehmen.

TRITT Was habe ich dabei zu tun?

GROLL Sie müssen einen Respektabstand zur Brückenwaage einhalten. Und Sie sollen das Meßergebnis ablesen, ich kann es von meiner Position aus schlecht sehen. Es wird gleich dunkel, beeilen wir uns.

Fährt auf die Brückenwaage, holt tief Atem und verschränkt die

Arme. Tritt ist bemüht, das Ergebnis durch die Fensterscheibe des
Wiegehäuschens zu lesen.
GROLL Wieviel zeigt die Waage?
TRITT Es ist zu dunkel, ich kann die Anzeige schwer entziffern.
Irgend etwas zwischen null und tausend Kilogramm.

Groll besucht das Büro des New Yorker Bürgermeisters und entdeckt das Geheimnis der amerikanischen Identität

Groll stand mit seinem Rollstuhl an der Ecke Broadway/Lambert Street vor einem neoklassizistischen Prunkbau und studierte den Stadtplan. Ein kleiner schwarzhaariger Mann in einem verschlissenen Anzug kam langsam die Stufen herab.

»You need assistance?« fragte der Mann höflich.

»Vielen Dank«, sagte Groll. »Ich suche den Eingang zum Büro des Bürgermeisters.« Der Mann reagierte nicht. »Ich suche die Auffahrt, besser gesagt: die Auffahrtsrampe«, wiederholte Groll. »Hier sind nur Stufen. Irgendwo muß der Behinderteneingang ja schließlich sein.«

»You are welcome«, sagte der Mann, jedes Wort einzeln aussprechend. »You need assistance?«

»Sie wissen also auch nicht, wo der Behinderteneingang ist?« fragte Groll zurück.

Der Mann dachte nach. Dann, als habe er einen plötzlichen Einfall, stieß er hervor: »Take care!« Er wirkte erleichtert, als habe er die Lösung eines Rätsels gefunden.

Groll fuhr ein paar Schritte zurück und musterte den Mann mißtrauisch.

»Sprechen Sie denn nicht amerikanisch?«

»Take care!« wiederholte der Mann, fast bittend.

»Sind Sie gehörbehindert?« rief Groll.

Der Mann resignierte. »God bless you«, sagte er zu Groll, verbeugte sich und ging, den Kopf zwischen die Schultern gezogen, traurig davon.

Wenig später stand Groll in der Aula des Amtsgebäudes am Ende eines durch rote Samtseile begrenzten Korridors vor einem Schreibpult. Neben ihm hielt ein martialisch aussehender Polizist mit einer umgehängten Maschinenpistole Wache. Hinter dem Schreibpult saß ein zierlicher Beamter. Groll sprach heftig auf ihn ein.

»Zweimal mußte ich das Gebäude umrunden, dann erst fand ich den Behinderteneingang«, sagte er aufgebracht. »Und auch das nur durch einen Zufall: Ein Hund hatte sich am Beginn der Rampe erleichtert und blockierte den Behinderteneingang. Sie wissen, daß Sie gegen den ›Americans with Disabilities Act‹ aus dem Jahr 1990 verstoßen. Und Sie wissen, daß darauf empfindliche Strafen stehen!«

Der Beamte schüttelte den Kopf. »Ich wiederhole, Sir: Sie müssen die Rampe übersehen haben. Täglich benützen Dutzende Rollstuhlfahrer die Rampe, noch nie gab es wegen der Rampe Beschwerden.«

Er bestehe aber darauf, daß seine Beschwerde an die zuständige Stelle gelange, beharrte Groll.

Das sei sein gutes Recht, sagte der Beamte. Er werde daher das Büro für barrierefreies Bauen anrufen. Er griff zum Telefonhörer und wählte. Hinter Groll bildete sich eine Schlange von Bittstellern. Die meisten trugen gut sichtbar einen Ausweis an der Kleidung, hätten also ohne Verzögerung passieren können, dennoch warteten sie geduldig.

»Leider«, sagte der Beamte und legte den Hörer wieder auf. »Der zuständige Mitarbeiter spricht gerade. Ich werde ihn in einer Minute wieder anrufen.«

»Danke«, sagte Groll.

Höflich fragte der Beamte. »Woher kommen Sie, wenn ich fragen darf?«

»Das geht Sie nichts an«, sagte Groll und lächelte höflich zurück.

»Sie haben natürlich recht«, räumte der Beamte ein, »es geht mich nichts an. Ich dachte nur, Sie sehen aus wie jemand, der vom indischen Subkontinent kommt. Ich, zum Beispiel, stamme aus Bangla Desh und bin seit acht Jahren hier fix angestellt.«

»Ich will keine Anstellung«, sagte Groll. »Ich möchte mich nur beschweren.«

»Das ist Ihr gutes Recht. Weswegen wollen Sie sich denn beschweren?«

»Das sage ich dem zuständigen Sachbearbeiter.«

»Es ist natürlich auch Ihr gutes Recht, mir die Aussage darüber zu verweigern, was Sie hierher führt«, sagte der Beamte geduldig. »In diesem Fall haben wir aber ein Problem. Wenn Sie mir nicht sagen, worüber Sie sich beschwerden wollen, kann ich den zuständigen Mitarbeiter nicht anrufen, und ohne ihn kommen Sie nicht ins Haus. Er muß Sie nämlich von hier abholen.«

»Also gut«, sagte Groll. Er wolle sich darüber beschweren, daß am Vortag um drei Uhr nachmittag an der Ecke Lafayette Street/Bleecker Street die Hebebühne eines Busses der Linie M1 defekt gewesen sei, was dazu geführt habe, daß er, Groll, zu spät zu einer Verabredung mit einer Person, an der ihm sehr viel liege, gekommen sei. Eine außergewöhnlich peinliche Situation.

Der Beamte nickte verständnisvoll. »Sie haben erwähnt, daß der Bus einen Defekt hatte?«

»Die Person, an der mir viel liegt, verabscheut nichts mehr als billige Ausreden«, verneinte Groll. »Und in meiner Lage hätte die Wahrheit als eine solche gewirkt.«

»Sie beschreiben in der Tat einen skandalösen Vorfall, Sir«, sagte der Beamte. »Wenn ich an Ihrer Stelle wäre, würde ich mich ebenfalls beschweren, und zwar an höchster Stelle, bei der New York Transit Authority.«

»Ich ziehe es vor, mich beim Büro für Behindertenfragen des Bürgermeisters zu beschweren«, entgegnete Groll. »Ich nehme doch an, daß meine Eingabe an die Verkehrsbetriebe weitergeleitet wird?«

»Selbstverständlich«, versicherte der Beamte. »Obschon die Verkehrsbetriebe ein eigenes Büro für Beschwerden behinderter Mitbürger unterhalten. Ein entfernter Verwandter von mir arbeitet dort als Bürobote. Er stammt aus Tschittagong. Kennen Sie Tschittagong?«

»Nein.«

»Entschuldigen Sie, ich vergaß, daß Sie nicht aus Bangla Desh sind.«

»Keine Ursache.«

»Ich verständige jetzt den zuständigen Sachbearbeiter«, sagte der Beamte und betätigte die Repetiertaste des Telefons. Das Gespräch dauerte nur kurz. »Die Sachbearbeiterin, Miss Cherry Trinidad, wird Sie abholen, nachdem wir Ihre Identität überprüft haben.«

»Meine Identität?« fragte Groll erstaunt.

»Selbstverständlich. Ich muß Ihre Identitätsnummer im Computer überprüfen.«

Er bedaure, aber er habe keine Identitätsnummer, sagte Groll. Höflich fragte der Beamte, ob er über einen Paß verfüge. Natürlich habe er einen Reisepaß, sagte Groll. Wie hätte er sonst die strengen Kontrollen am Flughafen passieren sollen? Dann solle er bitte den Paß vorweisen. Er hätte ihn nicht bei sich, antwortete Groll, er liege in seiner Wohnung. Groll solle die Adresse nennen. Es handle sich um die Wohnung eines Freundes, sagte Groll, er sei nicht befugt, sie weiterzugeben. Mit diesen Worten zog er ein Papier aus seiner Brieftasche. Das sei ein internationaler Behindertenausweis. Ob der ausreiche?

Der Beamte studierte den Ausweis.

»Entschuldigen Sie«, sagte Groll, »ich vergaß zu erwähnen, daß auf der Rückseite der Text in Englisch steht.«

»Danke«, sagte der Beamte, »das ist mir eben auch aufgefallen.« Er drehte den Ausweis um. »Leider, Sir, ich finde nichts.« Er gab Groll den Ausweis zurück.

»Das ist unmöglich«, sagte Groll und warf einen Blick auf das Papier. Es war die Quittung einer chinesischen Wäscherei in der Canal Street. »Tut mir leid«, sagte Groll, »das war der falsche Ausweis. Hier ist der richtige.« Er reichte dem Beamten ein kleines, orangefarbenes Papier.

»Bei uns in Bangla Desh haben nicht alle Menschen einen Paß«, sagte der Beamte zuvorkommend, »im Gegenteil, nur die wenigsten nennen ein derartiges Dokument ihr eigen. Ich allerdings habe einen Paß!«

»Herzliche Gratulation«, sagte Groll. »Erfüllt dieses Dokument die Anforderungen?«

Der Beamte prüfte den Ausweis peinlich genau. Das Foto, es zeigte Groll im jugendlichen Alter, betrachtete er von allen Seiten.

»In Bangla Desh würde man Sie für einen Bangla Deshi halten«, sagte der Beamte anerkennend.

»Vielen Dank«, sagte Groll.

Zufrieden erklärte der Beamte, den Ausweis akzeptieren zu können. Er notierte die Nummer des Dokuments und bat Groll um eine Unterschrift auf einer Liste. Danach händigte er Groll mit einer großzügigen Geste ein Schildchen – *Mr. Gol (Bangla Desh?)* – aus. Groll solle das Schild an seiner Kleidung befestigen. Groll klebte das Etikett auf den Ärmel seines Hemds.

»Sind Sie bereit für den Security Check?« fragte der Beamte.

»Was ist das?«

»Eine Routineüberprüfung. Wegen der Bombendrohungen.«

»Bitte«, sagte Groll. »Fangen Sie an.«

Der Polizist mit der Maschinenpistole kam näher.

»Mein Kollege wird Sie jetzt durchsuchen«, sagte der Beamte. »Beugen Sie sich bitte etwas vor.«

Groll folgte der Aufforderung, der Polizist tastete Grolls Rücken entlang.

»Und jetzt strecken Sie bitte die Arme aus.«

Groll streckte die Arme in die Höhe, der Polizist klopfte Grolls Brust ab und durchsuchte dann das Netz des Rollstuhls.

»Was ist das?« Er zog er ein Fernglas aus Grolls Brusttasche und warf es dem Beamten zu, der das Glas durch einen Scanner schickte.

»In Ordnung«, rief der Beamte. »Es handelt sich um ein Fernglas.«

Der Polizist trat einen Schritt zurück. »Wenden Sie bitte den Rollstuhl, Sir.« Groll drehte den Rollstuhl. Der Polizist zog einen Detektorstab aus seiner Uniform und legte sich rücklings hinter Groll auf den Boden.

»Ich glaube nicht, daß er aus Bangla Desh ist«, sagte der Beamte.

»Ruhe«, zischte der Polizist. Er kontrollierte die Querverstrebungen des Rollstuhls. Plötzlich schlug der Detektor an, ein ohrenbetäubender Alarm gellte durch die Aula. Der Beamte verbarg sich hinter seinem Pult. Mehrere Polizisten mit entsicherten Waffen stürzten aus einem Raum hinter dem Eingang, sie schrien: »Alles auf den Boden! Die Hände über den Kopf!« Die Menschen in der Warteschlange sanken nieder. Der Alarm setzte aus. Zwei Polizisten bedrohten Groll mit der Pistole, der liegende Sicherheitsbeamte klopfte das Metallgestänge des Rollstuhls vorsichtig mit der Waffe ab.

»Der Rollstuhl ist aus Metall«, hörte Groll den Polizisten von unten sagen.

148

»Der Detektor hat richtig reagiert«, erwiderte der eine Polizist.

»Es ist ein guter Detektor«, bestätigte der andere.

»Die Rohre sind hohl«, hörte man von unten.

»Ich bin stolz auf den Detektor«, sagte der eine Polizist.

»Es ist der beste Detektor auf dem Markt«, erwiderte der andere.

»Ich dachte, Rollstühle seien aus Aluminium«, sagte der eine.

»Nur bei uns in den Staaten. Das ist aber kein amerikanischer Rollstuhl«, sagte der andere.

»Aluminium ist auch aus Metall«, ergänzte der Beamte hinter dem Pult.

Eine Stunde später. Im Vorzimmer des Büros für Behindertenfragen waren Groll und Tritt in ein Gespräch vertieft.

»Glauben Sie mir, der Mann war hier falsch, er wollte ins Federal Building, zum Immigrationsamt«, sagte Tritt.

»Er hat nichts davon gesagt«, erwiderte Groll.

»Aber Sie haben doch erwähnt, daß er außer einigen Phrasen kein Englisch sprach, und das ist ein sicheres Indiz dafür, daß der Mann einen Schnellkursus absolviert hat, wie er überall für eine Handvoll Dollar angeboten wird, einen Schnellkursus in amerikanischer Identität. Den Teilnehmern werden die Namen berühmter amerikanischer Präsidenten, zwei berühmte Schlachten des Sezessionskrieges und das Datum der alliierten Invasion in Nordfrankreich eingebleut. Wenn jemand noch zehn Dollar drauflegt, darf er darüber hinaus noch lernen, wie viele Quarter ein Token ausmacht, wie viele Bezirke New York City umfaßt und wie die Hauptstadt des Bundesstaats New York heißt.«

»Und mit diesem Wissen gehen die Immigranten zur Prüfung?«

»Und fallen mit Pauken und Trompeten durch. Trotzdem ist die Prüfungsvorbereitung ein einträgliches Business.« Tritt sah auf die Uhr und stöhnte.

Groll wollte wissen, wie lange Tritt schon in dem Vorzimmer warte. Eine Ewigkeit, sagte Tritt. Er verstehe nicht, warum es so lange dauere. Er sei ja schon öfters in diesem Amt gewesen – wegen seiner Studie über die Identitätskonflikte von Minderheiten –, und immer habe ein reges Kommen und Gehen im Büro geherrscht. Heute aber wirke das Amt wie ausgestorben. Auffällig sei auch, daß er noch keinen einzigen behinderten Mitarbeiter angetroffen habe, während sonst das Surren der elektrischen Rollstühle den Raum erfüllte. Vielleicht seien die Behinderten nach dem Alarm in Sicherheit gebracht worden, meinte Groll. Er habe auch schon vor dem Alarm keine Behinderten gesehen, entgegnete Tritt. Überhaupt solle Groll froh sein, daß er den Alarm nicht miterlebt habe, wildgewordene Sicherheitsbeamte hätten geschrien wie Indianer auf dem Kriegspfad, und er, Tritt, sei gleich dreimal wegen seiner Identität überprüft worden.

»Mit den Indianern meinen Sie wohl ›native Americans‹?« fragte Groll.

Tritt lächelte amüsiert. »Sie erklären *mir* die Lage der Minderheiten in den USA?«

»Ich erteile Ratschläge, nichts weiter«, schwächte Groll ab.

»Kennen Sie Tschittagong?«

»Nein, warum?«

»Nur so.«

»Wo liegt Tschittagong?«

»In Bangla Desh.«

»Haben Sie eine Identitätsnummer?« fragte Groll weiter.

Selbstverständlich, antwortete Tritt, die Universität habe ihm gleich am Tag seiner Ankunft eine Nummer verliehen. Ohne Identity sei man auch in Amerika ein Niemand, ein Nullum. Dann sei er ein Nullum, sagte Groll. Seine Identität sei völlig ungeklärt, er lebe in einem Identitätskonflikt. Noch schlimmer: Er sei ein Fleisch gewordener Identitätsbruch. Aber er sei doch mit einem Touristenvisum in den Staaten, beruhigte Tritt, und als Tourist brauche Groll keine Identität, da genüge das Visum. Er habe nicht einmal ein Visum, sagte Groll traurig. An einem Visum könnte er sich schon aufrichten. Er aber habe gar nichts, er sei ein rollendes Schattenwesen.

»Sie träumen den Traum von der Identität, das sollten Sie lieber nicht tun«, sagte Tritt. »Meine Forschungen haben nämlich ergeben, daß der Traum von der Identität der Traum vom Verschwinden des Andersseins ist. Es wäre kurios, wenn gerade Sie diesen Traum träumten.«

»Sie meinen, weil ich aufgrund meiner Behinderung gar nicht anders kann, als für jeden sichtbar anders zu sein?«

»So ist es.«

Könne es sein, fragte Groll, daß das Wort Identität für Tritt eine andere Bedeutung habe als für Nichtakademiker? Wäre es möglich, daß Tritt einem philosophischen Begriff von Identität anhänge, während er, Groll, diesen Begriff nach amerikanischem Vorbild ausschließlich pragmatisch verwende?

Tritt fragte, worauf Groll hinaus wolle.

»Wenn ein Amerikaner Identity sagt, dann meint er nicht dasselbe wie, zum Beispiel, ein Deutscher oder ein Österreicher. Sie kennen doch die Phrase ›take care‹?«

Natürlich, sagte Tritt. Er höre sie täglich. Es handle sich um eine schöne Art der Verabschiedung. Anfangs habe er gedacht, die Leute in New York würden mit diesen Worten grüßen, weil die Stadt gefährlich ist, aber mittlerweile habe er gelernt, daß die Phrase nicht so plump zu verstehen sei – sie drücke aus, daß fremde Menschen zumindest in der abgeschliffenen Form der Sprachkonvention an den anderen Anteil nehmen. Das komme vielleicht daher, daß in New York jeder ein Fremder sei. Durch die Phrase »take care« würden sich die Menschen im Anderen wiederfinden, sie würden sich auf diese Weise ihres soziologischen Orts versichern.

»Sie sind ein Romantiker«, sagte Groll. »Sie kommen von der Universität, das merkt man. Ich bevorzuge die amerikanische Sichtweise der Identität.«

»Sie machen mich neugierig. Ich bitte um Aufklärung.«

»Gern«, sagte Groll. »Sie kennen doch den Vermerk ›c/o‹ auf Briefen, Sie wissen, wofür diese Buchstaben stehen?«

»Care of. In Österreich würde man Sagen: per Adresse.«

»Richtig. Und diese Phrase ist das Geheimnis der amerikanischen Identität.«

»Oho!«

Wenn ein Amerikaner von Identität spreche, meine er nichts anderes als Adresse, sagte Groll. Die Identität, das sei die Adresse. Und wenn man wisse, daß der Mensch, dem man den Brief schreibt, nur eine geborgte Adresse hat, dann schreibe man auf den Umschlag »care of«. Die Botschaft sei klar: Achte darauf, daß du eine Adresse hast. In einem Land, in dem ein Drittel der Bürger eine Übersiedlung plane, durchführe oder

151

gerade hinter sich habe, in einem Land, in dem die Übersied-
lungsindustrie, das »moving business«, die größten Profite ab-
werfe, in einem solchen Land seien die Leute nicht auf der Suche nach Identität, sie suchten eine Adresse. Die Siedler, die vor
hundertfünfzig Jahren in den Westen gekommen seien, wären
nur auf der Suche nach einer Adresse gewesen, ihre Identität
hätten sie hinter sich gelassen, in Europa, ja vor der Identität
wären sie sogar geflüchtet. Die USA bestünden ausschließlich
aus Emigranten oder ehemaligen Emigranten. Von den »native
Americans« einmal abgesehen, sei es das Land der Identitäts-
flüchtlinge. Groll fügte noch hinzu, die indigenen Völker hätten
nicht aus militärischen Gründen, sondern aus Mitleid mit den
Identitätsflüchtlingen verloren.
Das sei eine wahrhaft romantische Sichtweise des Völkermords,
versetzte Tritt. Es sei die historische Wahrheit aus der Sicht
eines österreichischen Identitätsflüchtlings, entgegnete Groll.
Die Unterscheidung von Identität und Adresse stamme nicht
von den Amerikanern, sagte Tritt, sie stamme von den Juden, jene seien auf diesem Gebiet die wahren Experten. Ein Volk, das
jahrhundertelang auf der Suche nach einer Adresse sei, wisse
deren Wert besser zu schätzen als andere Völker, die sich etwas
darauf zugute tun, tausend Jahre am selben Ort zu siedeln.
»Zugegeben«, sagte Groll. »Juden reiten höchstens das Stecken-
pferd der eigenen Identität, sie verlieren sich aber nicht im
Rausch nationaler Überheblichkeit. Diesbezüglich sind sie den
meisten Staatsvölkern um Epochen voraus. Die Juden haben wie
die Schweizer die Phase der Identitätssuche schon lange über-
wunden.«
»Die Schweizer?«
Selbstverständlich, bekräftigte Groll. Sie hätten es nicht verdient, in einem Atemzug mit den Deutschen und Österreichern
genannt zu werden, denn die Schweizer seien eine multieth-
nische Gesellschaft, die gelernt habe, den blindwütigen Todes-
trieb, nichts anderes stecke ja hinter dem Wunsch nach absolu-
ter Identität, zu zügeln. Den Schweizern könne man vieles nach-
sagen, aber daß sie Identitätsfanatiker seien, gehöre nicht zu
ihren Fehlern. Konträr verhalte es sich da schon mit den Österreichern, diese stünden in dieser Frage zwischen den Deutschen

152

und den Schweizern. Mit den Deutschen teilten sie die Illusion einer ethnisch reinen Gesellschaft, mit den Schweizern die Realität autochthoner Volksgruppen. Der ethnisch reine Österreicher sei ja nichts anderes als eine lächerliche historische Anmaßung, denn mit Ausnahme einiger Bergbewohner, die von Lawinen und Eis an der Bewegung gehindert würden, hätten die meisten Österreicher mehr mit vergilbten Kriegspostkarten aus dem Ersten Weltkrieg gemein als mit selbstbewußten Staatsbürgern. Im Haß gegen Restjugoslawien drücke sich nur der Wunsch aus, daß es den Serben genauso ergehen möge wie dem deutschösterreichischen Herrenvolk, als die Hilfsvölker des Ostens sich seinerzeit auf der Suche nach nationalen Identitäten von Wien losgesagt hätten. Was die Monarchie damals umgebracht habe, dürfe heute den Kroaten, Slowenen, Istriern, Skipetaren et cetera nicht verwehrt werden, schloß Groll.

Er bestreite nicht, daß das österreichische Nationalbewußtsein rassistisch unterlegt sei, sagte Tritt. Im Gegenteil, rief Groll, es handle sich um eine klassische Identitätsbeziehung. Tritt widersprach. Historisch betrachtet seien Randvölker immer besonders anfällig für irrationale Projektionen. Östlich der Schweiz verstehe sich jede mitteleuropäische Region als Grenzmark gegenüber dem anderen, der meist als andersrassisch gedacht werde, beharrte Groll. Zwischen West- und Osteuropa sei die Heimat der Wehrgrenzer, diese hätten Bollwerke gegen Awaren, Hunnen, slawische Horden, Roma und Türken errichtet. Die Serben, die jetzt im dritten Balkankrieg dieses Jahrhunderts verwickelt seien, würden sich als Retter des Abendlands vor dem Islam sehen, wollten sich also ein zweitesmal von den Türken befreien und würden daher ihre Türken selbst erzeugen: die moslemischen Bosnier, die aber, historisch gesehen, nur eine östliche Filiale der westlichen Ketzer, der Katharer und Albigenser, seien. Und die Kroaten verstünden sich als Verteidiger der römischen Einheitskirche gegen beide. Vor Jahren noch hätten die Jugoslawen eine Adresse gehabt, jetzt kochten sie über vor Identität. Und alle wollten sie Europa vor dem anderen beschützen. Mit den Bombardements der NATO versuche Europa ja nicht, eine Kriegspartei zurückzudrängen, nein, weit gefehlt, die Bombardements dienten einzig dazu, sich der aufdringlichen Ergebenheitserklärungen der Südslawen zu erwehren.

»Sie haben sich eine skurrile Sichtweise der Tragödie zu eigen gemacht«, erklärte Tritt.

»Wer sich Europa an den Hals werfen will, kriegt es mit der NATO zu tun«, sagte Groll, »und wer über keine Bomber verfügt, der erfindet ›Nachbar in Not‹ und schickt Überschußnahrung, auf daß der Notleidende in seinem Notland verbleibt.«

Man müsse doch die Not der Zivilbevölkerung lindern, protestierte Tritt. Man solle dabei aber eines bedenken, ergänzte Groll: Die Empfänger der Lebensmittelspenden seien keine Bettler, sondern Geschäftspartner. Spender und Empfänger würden Gleichwertiges austauschen – Konsumwaren gegen die Bestätigung überlegener nationaler Identität. Zwar optierten die meisten Österreicher für die kroatische, genauer: für die antiserbische Seite; der Rassismus sei aber unübersehbar. Tritt kenne doch das üble Wort von den Gaunern am Balkan, die alle nur eines im Sinn hätten: einander zu meucheln. Einer sei schlimmer als der andere, ein blutrünstiges, ununterscheidbares Pack eben.

Tritt nickte.

»Was geschieht denn im ehemaligen Jugoslawien?« fragte Groll. Die Völkerschaften würden allesamt in ein Hilfspaket gepfercht, und im Fernsehen würden sich die Österreicher daran delektieren, daß die ehemaligen Gastarbeiter ihre, der Österreicher, ungestillten Mordlüste ausleben. Der Balkankrieg sei doch keine Peepshow der Österreicher, rief Tritt entsetzt. Doch, versetzte Groll. Der Eintritt sei eine Spende für »Nachbar in Not«.

Tritt nahm eine Eintragung in seinem Notizbuch vor. Dabei sei in Jugoslawien nichts anderes passiert als die über zwei Jahrzehnte erfolgende Steigerung des Unterschieds zum Gegensatz, des Gegensatzes zum offenen Widerspruch, sagte er nach einer Weile. Jedes Staatsvolk auf der Welt weise das Talent für diese Geisterbahnfahrt auf.

Nicht jedes, widersprach Groll. Wer eine Adresse habe, brauche keine Identität. Wer sich auf die Suche nach der Identität begebe, vertreibe Menschen von ihren Adressen, nichts anderes seien ja die sogenannten ethnischen Säuberungen. Die Ahnung, daß Identität letztlich Verschiedenheit voraussetzt, drücke sich doch in der Gier nach Adressen aus: Gorazde c/o Groß-Serbien, Knin c/o Groß-Kroatien. Der Weg zur historischen Identität sei eben mit Leichen gepflastert, ergänzte Tritt.

»Richtig«, sagte Groll. »Ein Staat, der auf Identitäten und nicht auf Adressen baut, ruht auf Leichen. Seine Fahne ist für alle Zeiten blutverschmiert, seine identitätsstiftenden Mahnmale sind Friedhöfe. Jugoslawien wurzelte in der Landschaft, den Plitvicer-Seen, den Kornaten, der Vojvodina. Die identitätssüchtigen Nachfolgestaaten hingegen wurzeln in Massengräbern.«

Tritt seufzte. »Das ist der Fluch der historischen Zyklen: Während die Eltern die Revolutionen in einen nationalen Schrein betten, setzen deren Kinder alles daran, Verhältnisse wiederherzustellen, die die Großeltern einst zur Revolution getrieben haben.«

»So werden aus Adressen Konkurrenzbeziehungen Gleichartiger um Wohnungen, Arbeitsplätze und öffentliche Aufmerksamkeit«, bekräftigte Groll, »oder aus den Adressen werden Identitäten, deren Träger zuerst das allgemeine Verschwinden des Andersseins betreiben, und dann, falls ihnen niemand in den Arm fällt, zur Säuberung übergehen.«

Tritt starrte an die Decke, leise sagte er: »So ist es die leere Identität, an welcher diejenigen festhangen bleiben, welche sie als solche für etwas Wahres nehmen und immer vorzubringen pflegen, die Identität sei nicht die Verschiedenheit, sondern die Identität und die Verschiedenheit seien verschieden. Sie sehen nicht, daß sie schon hierin selbst sagen, daß die Identität ein Verschiedenes ist; denn sie sagen, die Identität sei verschieden von der Verschiedenheit; indem dies zugleich als die Natur der Identität zugegeben werden muß, so liegt darin, daß die Identität nicht äußerlich, sondern an ihr selbst, in ihrer Natur dies sei, verschieden zu sein.«

»Ein kluger Satz. Er ist nicht von Ihnen?« fragte Groll.

»Danke.«

»Ich meine, die Sprache ist nicht die Ihre, es klingt wie ein Satz aus dem vorigen Jahrhundert.«

»So ist es, er ist von Hegel.«

»Kompliment«, sagte Groll.

»Warum? Ich sagte doch, der Satz ist nicht von mir.«

»Aber Sie haben ihn sich gemerkt.«

Eine dunkelhaarige Frau kam auf die beiden zu.

»Ich bin Cherry Trinidad. Entschuldigen Sie bitte die lange Wartezeit, aber Sie kommen heute zu einem äußerst ungünstigen Zeitpunkt. Alle unseren behinderten Mitarbeiter haben heute frei. Sie nehmen am Jahrestagsmarsch für den ›Americans with Disabilities Act‹ teil. Sie wissen, heute vor fünf Jahren wurde dieses für uns so wichtige Gesetz beschlossen.«

»Wann findet der Marsch statt und wo?« fragte Groll.

»In der Madison Avenue.« Sie sah auf die Uhr. »Er beginnt in einer Dreiviertelstunde, wenn Sie sich beeilen, können Sie noch mitrollen.«

»Wie komme ich dorthin?« fragte Groll.

»Nehmen Sie den Bus M1 gleich hinter dem Haus.«

»Fahren wir«, sagte Tritt. »Ich darf doch mitkommen?«

Der Hudson, die Eugenik, die Wiener Küche

Groll und Tritt sitzen auf einer Bank im Battery Park am Hudson River in New York. Groll hat vor der Parkbank ein kleines Tischchen aufgebaut, auf dem ein Fernglas, eine genaue Karte der Upper New York Bay und einige Ausgaben der Zeitschrift »Professional Mariner« liegen. Während Tritt in die »New York Times« versunken ist, betrachtet Groll vorbeifahrende Schiffe durch das Fernglas. Manchmal hakt er einen Namen auf einer handgeschriebenen Liste ab und vermerkt daneben die Uhrzeit.

GROLL Die »Yachtworld« ist überfällig. Seit zehn Minuten.

TRITT *ohne aufzusehen* Sie wird schon noch kommen.

GROLL Hoffentlich. Ich mache mir Sorgen.

Tritt liest.

GROLL Vielleicht sollten wir den Parkwächter verständigen. Er möge die Coast Guard auf Governors Island alarmieren. Ich glaube, die »Yachtworld« hat Probleme. Sie müßte längst da sein. 1962 ist ein Ausflugsdampfer der Circle Line knapp unterhalb der George Washington Bridge auf einem Felsen leck gelaufen.

TRITT *blickt auf* Eine Katastrophe!

GROLL *nickt* Er holte große Mengen Wasser über. Gottseidank gab es nur drei Leichtverletzte, es war eine Probefahrt mit einem neuen Steuerungsmechanismus. Zufälligerweise wurde die Steuerung der »Yachtworld« voriges Jahr generalsaniert. Ich bin sehr beunruhigt.

TRITT Dürfte ich einmal einen Blick in Ihre Zeitschrift werfen?

GROLL Gern. *Reicht Tritt den »Professional Mariner«* Die Seiten 12 bis 20 sind besonders aufschlußreich.

TRITT *blättert, dann* Sie meinen die Serie: »Greatest Disasters in American Professional Shipping«?

GROLL So ist es.

TRITT Ich dachte, Sie interessierten sich nur für Meeresschiffahrt?

GROLL Umgekehrt. Ich nehme die Ozeane nur so mit. Meine wahre Leidenschaft gehört der Binnenschiffahrt.

TRITT Dann sind Sie ja hier am Hudson genau richtig!

GROLL Das kann man so nicht sagen. Der Hudson ist bis zum Pier 99 internationale Meereswasserstraße und Binnenwasserstraße in einem.

TRITT Ähnlich wie Lissabon und der Tejo.

GROLL Aber im Gegensatz zu Lissabon, wo die Öltanker, die zur Abwrackung auf die Werft fahren, Süßwasser unter dem Kiel haben, handelt es sich hier um Meerwasser. Hydrographisch gesehen ist der Hudson auf der Höhe Manhattans ein Fjord, der südlichste Fjord der Erde übrigens. Hören Sie mir überhaupt zu?

Tritt ist längst in einen Artikel der »New York Times« vertieft.

GROLL Was lesen Sie da?

TRITT Einen Artikel über die Gentechnologie. Wenn stimmt, was hier berichtet wird, gehen wir finsteren Zeiten entgegen.

GROLL Das haben die Menschen auch gesagt, als die ersten Dampfmaschinen in Betrieb genommen wurden.

TRITT Ihnen wird der Spott auch noch vergehen. Hören Sie zu: Ein Biotechnologe behauptet, daß Menschengene leichter zu manipulieren sind als Rindergene. Während an der gentechnischen Verbesserung des Rinds aber schon gearbeitet wird, hält man sich beim Menschen bisher noch zurück.

GROLL Schade. Ich würde gern einige Gene von mir runderneuern lassen.

TRITT Dieser blasse Witz ist nicht so weit von der Wirklichkeit entfernt. Im Herbst 1994 wurde das erste Mal ein menschlicher Embryo aus eigenen Erbanlagen verdoppelt.

GROLL Geklont.

TRITT Ich wollte Sie nicht mit diesem Wort verwirren.

GROLL Wie fürsorglich von Ihnen.

TRITT Der Autor dieses Artikels vergleicht das Experiment mit der ersten gelungenen Kernspaltung. Die Auswirkungen der Genmanipulationen, so schreibt er, werden aus der Welt eine Hölle machen. Der Rassismus, der aus der politischen Sphäre jetzt gerade noch herausgehalten werden kann, dringt dann durch die Hintertür der Gentechnologie vor.

GROLL Was ist daran neu? Wenn die Kraft nicht vorhanden ist, Widerstand zu leisten, ist es doch egal, ob der Feind von oben oder unten, vorn oder hinten antritt.

TRITT Die Spinnereien von gestern sind die Paradigmen von heute. Jedes Hygieneinstitut, jede tropenmedizinische Forschungsstelle, jede Impfstoffentwicklung kann zu einer militärischen Einrichtung werden, jedes Resistenzgen könnte alle anderen Gene bedrohen. In den Laboratorien werden unter dem Titel AIDS- oder Krebsforschung biologische Waffen produziert, die weniger kosten als die herkömmlichen konventionellen Waffen, deren Wirkung aber an die Atom- und Wasserstoffbomben heranreicht.

GROLL Ich sehe noch immer nicht, was daran neu sein soll.

TRITT Durch die Gentechnologie wird die internationale Gemeinschaft noch erpreßbarer. Wer beispielsweise die Reisgendatenbank der UNO kontrolliert, der könnte, den politischen Willen vorausgesetzt, ungeheure Hungersnöte auslösen.

GROLL Die Möglichkeit besteht schon heute.

TRITT Es scheint, daß Sie sich von den Gefahren der Gentechnologie nicht sonderlich bedroht fühlen. Haben Sie den Streit über die Bioethik-Konvention in der EU nicht verfolgt? Behinderten Menschen war die Rolle von Versuchskaninchen zugedacht!

GROLL Wenn man Tierversuche ablehnt, ist das nur konsequent.

TRITT Werden Sie nicht zynisch. Mit der modernen Gentechnologie wird die Janusköpfigkeit des Fortschritts auf die Spitze getrieben: Medizinisches Heil oder militärische Anwendung, wer will das kontrollieren? Wenn erst erwünschte Eigenschaften der Menschen gezüchtet werden können, wird der Sozialdarwinismus triumphieren. Die Leistungsschwachen bleiben in jedem Fall auf der Strecke.

GROLL Ich sehe noch immer keinen Unterschied zur gegenwärtigen Situation.

TRITT Weil Sie blind sind. Pardon! Weil Sie nicht sehen wollen, daß zum Beispiel das Genom-Projekt, das sich die Erforschung aller hunderttausend Gene des Menschen zum Ziel gesetzt hat, eine fürchterliche Bedrohung für die Menschheit in sich birgt.

GROLL Inwiefern?

TRITT Künftige Diktatoren werden aus den menschlichen Gendatenbanken Sklaven- und Herrenrassen züchten.

GROLL Was ist daran schrecklich? Sklavenaufstände bringen die Menschheit nicht erst seit Spartacus voran.

TRITT Revolutionen als Lokomotiven der Geschichte. Marxistische Nostalgie. Angesichts der Gentechnologie würde Marx solche Sätze nicht mehr von sich geben.

GROLL Möglich. Vielleicht würde er dann Revolutionen als Remorköre der Geschichte bezeichnen.

TRITT Was ist ein Remorkör?

GROLL Ein Schleppschiff. Im übertragenen Sinn kann man aber auch ein Schubschiff so bezeichnen. In der Dialektik von Schlepp und Schub ließe sich Geschichte präziser beschreiben als mit dem Bild der Lokomotive.

TRITT Lokomotiven können auch rückwärts fahren!

GROLL Aber sie können nicht untergehen. Schlepp- und Schubschiffe hingegen haben diese Fähigkeit, und darin ähneln sie Revolutionen sehr. Die »Yachtworld« ist immer noch nicht da.

TRITT Der Gefahr der Eugenik werden Sie mit Sprachspielen nicht gerecht. Der Geldmarkt wird in Bälde vom Genmarkt abgelöst werden.

GROLL Interessant. Wieviel Gene wird dann ein Sandwich kosten? Wird man Gene auch in der Wallstreet handeln?

TRITT Gesundheitsökonomen haben errechnet, daß 50 Prozent der gesamten während eines Lebens auftretenden Krankheitskosten im letzten Lebensjahr anfallen. Früher waren die Leute gesund und sind nach kurzer Krankheit gestorben. Heutzutage hingegen leben sie auch mit den schwersten Krankheiten noch jahrelang.

GROLL Die Begründung für eine moderne, nicht-rassistische Euthanasie.

TRITT Bald können Sie wählen: Genomische, das heißt rassistische Eugenik oder ökonomische Euthanasie.

GROLL Muß ich mich jetzt schon entscheiden? Ich möchte zuerst meine Gene befragen.

TRITT Das Denken in Genstrukturen ist bereits die Einübung in die Barbarei. Haben Sie gewußt, daß es Menschen gibt, denen eine Pavianleber eingepflanzt wurde?

GROLL Nein. Sieht man es ihnen an?

TRITT Das nicht. Aber über den Blutkreislauf entstehen auf diese Weise im ganzen Körper überall Pavianzellen.

GROLL Wird man davon krank?

TRITT Nein, aber allein der Gedanke, Tierzellen im Körper zu haben, verursacht mir Brechreiz.

GROLL Warum? Wenn ich daran denke, daß ich der Sohn meiner Mutter bin und deren Gene in mir trage, bekomme ich zum Brechreiz noch Depressionen.

TRITT Und was tun Sie dagegen?

GROLL Ich tröste mich mit dem Gedanken, daß es meiner Mutter genauso ergeht, wenn Sie mich betrachten.

TRITT Befürchten Sie nicht, daß zukünftig Behinderte schon in der pränatalen Diagnostik selektioniert werden?

GROLL Ich bin nicht religiös.

TRITT Pränatale Diagnostik ist keine Glaubensrichtung!

GROLL Ich dachte, das sei eine der vielen Sekten, die in letzter Zeit von sich reden machen.

TRITT Pränatale Diagnostik ist eine erschreckende Möglichkeit des genetischen Faschismus. Normalitätsvorstellungen kreuzen sich mit der Hoffnung auf Leidfreiheit, Paradiesversprechungen verführen die Menschen zu Greueltaten.

GROLL Also doch eine Religion!

TRITT Gerade in Europa könnten wieder Versuche entstehen, neue Kronen der Schöpfung zu klonen, die über ein Heer von defekten Verfügungswesen gebieten.

GROLL Sie tun so, als sprächen Sie von der Zukunft, dabei leben wir schon die längste Zeit in den von Ihnen beschriebenen Verhältnissen. Um die Zukunft behinderter Menschen mag es nicht zum besten bestellt sein, wirklich prekär hingegen ist die gegenwärtige Lage der Binnenschiffahrt: Die »Yachtworld« ist schon fünfzehn Minuten überfällig!

TRITT Sie sind geschmacklos!

GROLL Ich bin ein Anhänger der Binnenschiffahrt, und Binnenschiffer sind Realisten. Behinderte werden auch in Zukunft die Rolle der sozialen Abschreckungswaffe spielen müssen; ohne uns werden auch die schlimmsten gentechnischen Diktaturen nicht auskommen können. Es muß immer eine Bevölkerungsgruppe geben, deren gesellschaftliche Behinderung die Masse der Nichtbehinderten mit der statthabenden Ausbeutung versöhnt. Immer mehr Menschen leben heutzutage nur als Kontraktwesen: der Arbeits-, der Miet-, der Sozialversicherungskontrakt. Und alle Kontrakte sind streng begrenzt. Da sind Menschen, deren körperliche oder geistige Begrenzung für alle offensichtlich ist, von großer Wichtigkeit. Sie sind der Kitt, der eine Gesellschaft zusammenhält, die sonst schon längst in sich zusammengestürzt wäre.

TRITT Sie sind ein Phantast. Am Ende der Gentechnologie steht die Abschaffung des Individuums!

GROLL Daran wird jetzt schon gearbeitet? Eine gute Nachricht.

TRITT Derzeit arbeitet man noch an Fettsuchtprojekten, Sie wissen, die Amerikaner lieben ihr junk food, würden am liebsten aber kein Gramm Fett zu sich nehmen. Wenn es also gelingen sollte, mittels Genmanipulationen Menschen zu züchten, die dieses Essen vertragen, würde aus dieser Erfindung das profitabelste Business seit der Erfindung von Coca Cola.

GROLL Das wäre aber auch die Rettung für die Wiener Küche. Sie haben recht, die Gentechnologie scheint doch gefährlicher zu sein, als ich dachte.

Ein Schiff der Circle Line nähert sich.

TRITT Können Sie das Transparent am Oberdeck lesen?

GROLL *sieht durch das Fernglas* »Americans with Disabilities Act. Celebration Cruise sponsored by Nabisco.«

TRITT Nabisco ist ein Lebensmittelkonzern.

GROLL »Americans with Disabilities Act« ist das Antidiskriminierungsetz für Behinderte. Man feiert den Jahrestag des Gesetzes. Daher hat sich die »Yachtworld« verspätet, es hat wahrscheinlich einige Zeit gebraucht, bis alle Behinderten an Bord waren.

TRITT Danke für die Aufklärung. Sie wäre nicht nötig gewesen. Was der ADA-Act für die Behindertenbewegung und die amerikanische Demokratie bedeutet, darüber sind sich die Sozialwissenschaften längst im klaren.

GROLL Wie beruhigend.

Das Schiff fährt vorbei. Die Ausflügler winken, Groll und Tritt grüßen zurück.

Kaffee im Niemandsland

Er faßte mit einer Hand nach dem Sitzpolster, stützte sich mit der anderen auf dem Armaturenbrett ab und zog sich mit einer schnellen Bewegung in den Rollstuhl. Dann hob er seine Beine auf die Fußraster und rollte ein paar Meter zurück, sodaß der Taxifahrer die Tür schließen konnte. Das Taxi fuhr ab, Groll sah sich um. Auf dem Dorfplatz standen zwei Pick Ups und ein Jeep; im Schatten des türkischen Kaffeehauses parkte ein weißer Volvo neuerer Bauart mit dem UNO-Emblem auf der Motorhaube. Auf dem Dach einer winzigen Zweiradwerkstätte klebte ein blau gestrichenes Wellblechhäuschen, der UN-Stützpunkt 127. Das Häuschen war leer. Als Groll sich in Bewegung setzte, um in den Schatten zu fahren, verspürte er einen ungewohnten Widerstand. Er blieb stehen, um den Luftdruck in den Reifen abzutasten. Die Reifen waren steinhart, aber auf ihrem Profil klebte Asphalt.

Im Schatten angekommen, wendete Groll den Stuhl. Auf einem Felsvorsprung oberhalb der orthodoxen Kirche sah er eine rote Fahne; wenn ein Windstoß sie erfaßte, blitzte der türkische Halbmond auf. Neben der Fahne unterhielten sich zwei türkische Soldaten, die im Schatten ihres Unterstands vor der Sonne Zuflucht gesucht hatten. Einer der beiden rauchte. Vor der Hütte demonstrierte ein überlebensgroßer Pappkrieger türkische Kampfbereitschaft.

Pyla ist ein Dorf in der Pufferzone und liegt zehn Kilometer östlich von Larnaca in den Ausläufern einer Gebirgskette. Unablässig bläst der Wind die rote Erde der kahlen Hügel in die Ebene. Im Weichbild des Dorfes befindet sich ein Stützpunkt des österreichischen UNO-Kontingents, in einem vom Hauptplatz einsehbaren Haus hat die irische Militärpolizei Quartier genommen. Gepanzerte Schützenwagen patrouillieren durch die Gassen, und Blauhelme durchkämmen Felder und Wege.

Nur der nahe britische Militärstützpunkt Dhekelia hatte 1974 das Vorrücken der Türken verhindert; einen Krieg mit den Briten wollte die türkische Regierung nicht riskieren. Seither ist Pyla eine griechische Enklave zwischen den Engländern und den Türken – der einzige Ort auf Zypern, in dem Angehörige der beiden Volksgruppen Tür an Tür wohnen, und die Dorfbewohner nützen diesen Vorteil. Aus dem türkischen Norden geschmuggelte Textilien werden in improvisierten Läden an Touristen verkauft, die es geschafft haben, die Polizeisperren auf der Straße nach Larnaca zu umgehen. Häufig wird die Freude der Urlauber über einen Gelegenheitskauf aber von hohen Strafzöllen vergällt. Es ist nämlich leichter, nach Pyla zu kommen, als es zu verlassen. Daß sich unter den Polizisten viele Dorfbewohner befinden, gilt nur bei Uneingeweihten als Zufall.

Groll fuhr zum Gemischtwarenladen, kaufte eine Flasche Mineralwasser und ersuchte den Besitzer um einen métrio, einen Kaffee. Der Krämer brachte ein kleines Tischchen und stellte es vor dem Geschäft im Schatten auf. Groll betrachtete den sonnenüberfluteten Dorfplatz und trank vom Wasser. Der Wirt servierte den Kaffee. Nach geraumer Zeit fuhr ein Taxi in den Hauptplatz ein. Im Fond des Wagens erkannte Groll seinen Freund Tritt. Kaum hatte das Taxi angehalten, sprang dieser auch schon behende aus dem Wagen.

»Fünf Pfund«, hörte Groll den Fahrer sagen. Tritt zog seine Brieftasche aus der Hose.

»Drei Pfund«, rief Groll. »Larnaca to Pyla, that's three pounds!«

»Pyla is dangerous. For me, Pyla is dangerous«, sagte der Fahrer.

»Geben Sie ihm vier Pfund«, rief Groll. Tritt zahlte, das Taxi fuhr ab. »Warum kommen Sie so spät?« fragte Groll, »Panicos muß jeden Moment hier sein!« Er sei bei einem zypriotischen Kollegen eingeladen gewesen, rechtfertigte sich Tritt. Der unterrichte in Oxford mediterrane Soziologie. Das sei kein Grund, sich zu verspäten, erwiderte Groll. Die Frau des Professors habe immer wieder neue Schalen mit Nüssen und Mehlspeisen aufgetragen, sagte Tritt, er habe nicht unhöflich sein wollen, also habe er alles aufgegessen. Groll schüttelte den Kopf.

»Sie hätten von den gereichten Erfrischungen nur zu nippen brauchen!«

»War mein Benehmen unhöflich?« fragte Tritt bestürzt.

»Nein, Sie waren nur dumm«, beruhigte Groll.

»Ich habe die österreichische Soziologie in Verruf gebracht!« klagte Tritt.

»Keine Sorge«, sagte Groll. »Zypern ist einer der wenigen Plätze auf der Welt, an dem das Wort Österreich einen guten Klang hat. Immerhin stellten Österreicher für Jahre das stärkste UNO-Kontingent. Leider sind einige von ihnen durch Minenexplosionen getötet oder verstümmelt worden. Jedenfalls wissen die Zyprioten die Anwesenheit der Österreicher zu schätzen, denn alle ziehen daraus ihren Vorteil: Die türkischen Zyprioten können ungestört dem Muezzin lauschen, die griechischen erfreuen sich an der Tourismusindustrie, und die österreichischen Soldaten sind glücklich, weil sie erstmals die Nützlichkeit des Bundesheer erleben.«

»Und die Kampfparteien bleiben unversöhnt und wahren so vor sich und vor dem Feind das Gesicht, ohne kämpfen zu müssen«, ergänzte Tritt.

Groll nickte. »Panicos ist überfällig; er hätte längst auf seiner Patrouille bei uns vorbeikommen müssen.«

Der Krämer brachte einen Sessel für Tritt und ging in den Laden zurück. Ob auch er hier einen Kaffee bekommen könne, fragte Tritt. Von der Schale nippend, wies Groll in den Laden. Tritt verschwand im Geschäft, Groll hörte ihn einen griechischen Kaffee bestellen und zuckte wie von einer Faust getroffen zusammen.

»Unglücklicher!« rief er, als Tritt aus dem Laden trat. »Wissen Sie denn, ob der Krämer ein Grieche ist?«

»Das ist mir egal. Ich bin ein entschiedener Anhänger der Multikulturalität. Für mich sind alle Menschen gleich.«

»Wenn Sie jetzt bei einem Türken einen griechischen Kaffee bestellt haben, ist es aus mit der Multikulturalität! Dann hat Ihre letzte Stunde geschlagen!«

»Überall auf Zypern bestellen die Menschen ›Greek Coffee‹«, erwiderte Tritt und setzte sich auf die Bierkiste.

»Im türkischen Teil heißt es ›Türkischer Kaffee‹!« widersprach Groll.

»Wir sind hier aber im griechischen Teil«, sagte Tritt zornig.

Falsch, sagte Groll. Völkerrechtlich seien sie im Niemandsland, und im Niemandsland dürfe niemand bevorzugt werden. Auch in den geringsten Dingen müsse im Niemandsland strikte Ausgewogenheit beachtet werden. Sein Freund Panicos habe ihn gelehrt, daß selbst kleine Verfehlungen, wie sprachliche Diskriminierungen beim Bestellen von Kaffee, den Anlaß für ein Blutbad bilden können. Fanatiker auf beiden Seiten würden seit Jahren auf einen Anlaß warten, der es ihnen erlaube, übereinander herzufallen. In wenigen Stunden würde die Insel in Flammen stehen, und was sich daraus im Nahen Osten entwickeln könne, brauche er Tritt, der ja bereits in Jerusalem im Gefängnis gesessen sei, nicht zu erklären. Er sei das Opfer einer Verwechslung gewesen, protestierte Tritt, er habe das schon Hunderte Male erklärt und verstehe nicht, daß Groll immer wieder davon anfangen müsse. Groll antwortete, daß die meisten Kriegstoten Opfer von Verwechslungen seien und daß die meisten Kriege dadurch entstünden, daß irgend jemand alte Geschichten aufwärmt. Der Nahe Osten sei eben ein Pulverfaß. An das er die Lunte lege, rief Tritt aus. Wenn die Welt erst in Flammen stehe, erwiderte Groll, sei der Anlaß unwichtig. Davon, daß er in diesem verlassenen Nest einen Kaffee trinke, werde die Welt jedenfalls nicht untergehen, beharrte Tritt.

Groll widersprach neuerlich: »Am Anfang jedes Weltenbrandes stehen unbedeutende Ereignisse. Nehmen Sie nur den Hundertjährigen Krieg zwischen England und Frankreich. Es wird berichtet, daß sich am Vorabend der Kämpfe ein großes Fischsterben zugetragen habe. Oder denken Sie an Prinz Eugen. Seines Buckels wegen vom französischen König verhöhnt, rächte er sich durch die Vernichtung der Türken vor Belgrad. Oder denken Sie an den Vorabend des Ersten Weltkriegs, denken Sie an das Malheur von Sarajevo.«

»Das Malheur von Sarajevo?«

»Ein Freudenschuß, der durch einen unglücklichen Zufall den Thronfolger getroffen hat. Ein der Monarchie treu ergebener serbischer Student wollte seiner Begeisterung über das im Auto vorbeifahrende Thronfolgerpaar Ausdruck verleihen. Sie wissen, in den levantinischen Ländern drücken die Menschen die Loyalität zu ihren Führern gern durch Freudensalven aus. Genauso handelte Gavrilo Princip, damals im Juli 1914. Er hatte gerade die Pistole für einen Salutschuß gezogen, da sprang neben ihm eine schwarz gekleidete Dame auf, die in einem Straßencafé darauf gewartet hatte, dem Erzherzog Kußhände zuzuwerfen. Unglücklicherweise hatte die Dame aber vergessen, daß sie einen türkischen Kaffee in der Hand hielt. Der Kaffee ergoß sich auf den jubelnden Princip, sein Schuß wurde abgelenkt, und das Malheur nahm seinen Lauf.«

»Der Thronfolger wurde von einem Agenten des serbischen Geheimbundes ›Schwarze Hand‹ ermordet!« rief Tritt. »Das weiß doch jedes Kind!«

»Die Dame trug schwarze Handschuhe, das war alles. Princip wurde das Opfer einer Verwechslung und eines türkischen Kaffees.«

»Ich verstehe, was Sie damit sagen wollen«, höhnte Tritt. »Ihre Auffassung von Geschichte ist grotesk.«

»Keineswegs«, sagte Groll. »Ich berufe mich nur auf die ›Cyprus Mail‹, die große Tageszeitung von Larnaca und Umgebung mit Inselgeltung. Und in diesem Blatt wird ausschließlich die serbische Karte gespielt. Schon vor acht Jahren habe ich in der ›Mail‹ eine Artikelserie über die berüchtigte Studie der serbischen Akademie der Wissenschaften gelesen, jene Studie, die den Serben empfahl, sich statt vom Kommunismus lieber von einer sechshundert Jahre zurückliegenden verlorenen Schlacht leiten zu lassen. Sie wissen, auf wessen Seite die türkische Regierung im Bosnienkrieg steht, folglich sehen sich die griechischen Zyprioten gezwungen, die Serben zu unterstützen. Es ist hier ein offenes Geheimnis, daß Herr Milošević einen Landsitz im Tróodos-Gebirge erworben hat. Sind Ihnen denn die schwarzen Luxuslimousinen mit Belgrader Kennzeichen in Nikosia nicht aufgefallen?«

»Nein. Mir fällt allerdings auf, daß der Krämer sich mit dem Kaffee sehr lange Zeit läßt.«

»Geduld! In wenigen Minuten wird sich erweisen, ob Sie in die Geschichte eingehen.«

Tritt sprang auf und lief vor dem Laden auf und ab. »Wo bleibt Ihr geheimnisvoller Panicos?«

»Wahrscheinlich ist er schon da und erkundet das Terrain, bevor er sich zeigt. Ihr Fauxpas hat die Lage beträchtlich verschärft. Vor Ihrer Provokation lag das Dorf träge in der Mittagshitze, jetzt herrscht hier gespannte Ruhe«, sagte Groll und hob mit den Händen ein Bein über das das andere. »Sie haben recht: Der Kaffee läßt lange auf sich warten.«

»Wir könnten zahlen und gehen«, schlug Tritt vor.

»Das würden wir beide nicht überleben«, sagte Groll. »Uns bleibt nur, hier sitzen zu bleiben und abzuwarten. Vielleicht kann Panicos das Schlimmste verhindern.«

Der Krämer brachte einen Kaffee, stellte ihn auf die Bierkiste und lud Tritt ein, auf dem geflochtenen Sessel Platz zu nehmen. »Sehen Sie!« rief Tritt im Triumph. »Jetzt haben Sie aber einen Bock geschossen, geschätzter Freund, einen kapitalen noch dazu!« Er setzte sich. Der Krämer beugte sich zu Tritt. »Mister«, sagte er leise, »remember my words: Never ask for a Greek Coffee in a turkish shop again!« Er nickte Groll zu und kehrte in den Laden zurück.

Ein UN-Schützenpanzer rollte auf den Platz. Ein Soldat kletterte aus einer Luke und verschwand in der Zweiradwerkstatt. Wenig später tauchte er auf dem Dach auf und bezog Posten in seinem Häuschen. Der Schützenpanzer fuhr langsam ab. Tritt kostete den Kaffee, stellte die Tasse aber gleich wieder zurück. Gedankenverloren rührte er mit einem Strohhalm um.

»Wenn Sie den Kaffee umrühren, kann der Sud sich nicht setzen. Sie müssen sich einige Minuten gedulden, bevor Sie ihn trinken können«, sagte Groll.

»Vielen Dank für den wertvollen Rat!« stieß Tritt hervor. »Das ist nicht der erste Kaffee, den ich auf Zypern trinke! Und es wird nicht mein letzter sein.« Er zerknüllte den Strohhalm und warf ihn auf den Boden. Groll schwieg. Tritt begann mit dem Sessel zu schaukeln.

»Sitzen Sie nicht gut?« fragte Groll nach einer Weile.

Tritt gab keine Antwort.

Diese griechischen Sessel seien die einzigen Stühle, auf welchen er stundenlang sitzen könne, ohne Kreuzschmerzen zu bekommen, sagte Groll einlenkend. Aber Groll sitze doch im Rollstuhl, entgegnete Tritt. Nur aus Bequemlichkeit, sagte Groll. Meist genüge ihm das beruhigende Wissen, daß er jederzeit auf einen dieser Sessel wechseln könne. Tritt richtete sich auf und fixierte Groll mit einem durchdringenden Blick.

»Sie nennen diesen Stuhl ›griechischer Sessel‹?«

Groll nickte. Tritt lächelte überlegen.

»Finden Sie daran etwas Besonderes?« fragte Groll.

»Nein, keineswegs. Es ist nur erstaunlich, wie inkonsequent Sie sind. Aber das ist ja keine neue Erkenntnis.«

»Inwiefern bin ich inkonsequent?«

»Eine Gegenfrage: Wie heißt dieser Stuhl, auf dem ich jetzt sitze, hier in Pyla, im Niemandsland?«

Griechischer Sessel, wie sonst? antwortete Groll. Ein Freund von ihm fertige die besten griechischen Sessel der ganzen Insel. Kyriacos lebe in Kakopetria, einem Bergdorf, seine Werkstatt sei auf Jahre hin ausgebucht. Er könne ihm tagelang bei der Arbeit zusehen. Kyriacos sei blind, müsse Tritt wissen. Einen Blinden bei der Arbeit anzustarren sei diskriminierend, meinte Tritt. Menschen bei der Arbeit zu beobachten zähle zu seinen Lieblingsbeschäftigungen, sagte Groll. Bei keiner anderen Tätigkeit könne er sich besser entspannen. Einem blinden Kollegen nicht zuzusehen, *das* wäre eine Diskriminierung. Er habe ja auch nichts dagegen, daß Tritt ihn beobachte, wenn er mit dem Rollstuhl fahre.

»Sie weichen aus. Das mache ich doch nur, um Ihnen im Bedarfsfall helfen zu können«, widersprach Tritt. »Welche Bewandtnis hat es also mit dem ›griechischen Sessel‹?«

»Kyriacos sagt, die Sessel stammen wie der Rembetiko von den ehemals griechischen Gebieten Kleinasiens.« Groll sah auf die Uhr. »Ich habe keinen Grund, an seinen Angaben zu zweifeln.«

Tritt setzte sich zurecht. »Wie lange kennen Sie denn Kyriacos schon?«

Voriges Jahr sei er ihm anläßlich des Behindertenmarsches begegnet, antwortete Groll. Der Behindertenmarsch sei die zypriotische Variante von »Aktion Sorgenkind« oder »Licht ins Dunkel«, jenen Spendenkampagnen für Behinderte in Deutschland und Österreich, in welchen die Behinderten bestenfalls als mitleidheischende Defektwesen erscheinen, wenn sie nicht überhaupt versteckt würden. In Zypern aber würden die Behinderten nicht versteckt, da gehöre ihnen die Straße. Wo immer die behinderten Menschen und ihre Freunde auf ihrem Marsch auch hinkämen, überall werde ihnen von den Einwohnern ein warmherziger Empfang bereitet. Ob Tritt wisse, mit welchem Slogan die Behindertenorganisation um Spenden werbe? Tritt verneinte. Der Slogan laute: »Feel the joy of helping without expecting any reward« fuhr Groll fort.

»Ein kluges Wort.« Tritt trug den Satz in sein Notizbuch ein.

»Finden Sie?« fragte Groll.

»Durchaus. Wer selbstlos hilft, hilft doppelt.«

»Das ist Metaphysik«, meinte Groll. »Da muß ich passen. Sie wissen, ich eigne mich nicht für die Religion.«

»Sie sind nur bequem, geschätzter Groll, das ist alles.«

»Verehrter Herr Magister, ich bin bis heute immer davon ausgegangen, daß es allein die Trägheit im Glauben ist, die das Tor zur höchsten Stufe der Erkenntnis aufstößt. Sollte es aber umgekehrt sein, sollte die Vernunft neuerdings den Umweg über die Esoterik eingeschlagen haben, so erkläre ich hiermit feierlich und unwiderruflich, daß ich mich für immer und ewig von der dreifaltigen Aufklärung – nur ein vernünftiger Mensch erkennt mit Verstand – lossage. Im übrigen danke ich Ihnen für die Belehrung.«

»Ich helfe gern und erwarte keine Belohnung«, erwiderte Tritt. »Woher kennen Sie eigentlich diesen legendären Panicos? Auch vom Behindertenmarsch?«

Panicos habe er in einem anderen Zusammenhang kennengelernt, sagte Groll und senkte die Stimme. Er könne aber darüber hier nicht sprechen.

»Wie Sie meinen.« Tritt trank den Kaffee in einem Zug aus. »Jedenfalls ist Ihr Panicos noch immer nicht da.«

»Ich habe eine glänzende Idee!« sagte Groll. »Lassen Sie uns zur Überbrückung der Wartezeit noch einen Kaffee nehmen!«

»Ich habe doch eben erst einen getrunken!« sagte Tritt unwillig.

»Nicht hier, Herr Magister«, erwiderte Groll. »Wir müssen auch bei den Griechen einen Kaffee bestellen.«

»Die eigenartigen Gesetze des Niemandslands«, seufzte Tritt. »Gut. Ich füge mich.«

»Der Weltfriede sollte Ihnen das kleine Opfer schon wert sein«, ermahnte Groll. »Sie haben doch noch eine Pfundnote?«

Tritt nestelte den Geldschein aus seiner Hose und legte ihn auf den Tisch.

170

»Pardon«, sagte Groll, nahm die zerknüllte Banknote und ließ sie zu Boden flattern.

»Was soll das?«

Mit einem Vorderreifen rollte Groll auf den Schein. »Es wäre eine grobe Unhöflichkeit, mit diesem zerknüllten Schein zu bezahlen. Noch dazu in Ihrer Lage!« Er fuhr zwei Schritte zurück. Tritt bückte sich nach der Pfundnote und schüttelte den Staub von ihr.

»Ist es so recht?« Er reichte Groll das Geld zur Begutachtung.

»Das Eselsohr oben links sollten Sie noch ausbügeln«, sagte Groll nach eingehender Prüfung.

Tritt legte den Schein auf das Tischchen und strich ihn mit den Fingern glatt.

»The bill, please«, rief Groll in den Laden.

Der Krämer erschien. »Seventy-five Cents, Mister.«

Tritt reichte dem Krämer die glattgestrichene und gereinigte Pfundnote.

»It's okay«, sagte Groll.

»Thank you«, antwortete der Krämer, zerknüllte den Schein in der Hand und steckte ihn die Hose.

»Goodbye«, rief Groll und fuhr in den Platz. Tritt folgte ihm.

»Haben Sie gesehen, was der Mann mit meinem Geldschein gemacht hat?« fragte er erregt.

»Er hat ihn zerknüllt. Haben Sie gedacht, er würde ihn rahmen und an die Wand hängen?«

Tritt blieb stehen und holte tief Luft. Auch Groll hielt inne.

»Geht es wieder?« fragte er teilnahmsvoll.

»Danke. Ich denke schon.«

Sie setzten sich wieder in Bewegung.

Es sei von großer Wichtigkeit, sich immer wieder vor Augen zu führen, daß Groll als Angehöriger einer Minderheit einen anderen Zugang zur Wirklichkeit habe, ja haben müsse, als er, erklärte Tritt. Er sei glücklicherweise in der Lage, die Dinge wissenschaftlich, sozusagen aus der Distanz, zu beurteilen.

»Das erfordert sicherlich viel Übung«, sagte Groll mitfühlend.

Sie waren vor einem kleinen Lokal an der Stirnseite des Platzes angelangt. Vor dem Gasthaus war ein Fahnenmast in den Boden gerammt, von dem eine riesige griechische Fahne hing. Neben der Fahne drehte sich auf dem Gestell einer alten SINGER-Nähmaschine ein Ventilator, der die untere Hälfte der Fahne leicht bewegte.

»Wie kommen Sie da hinauf?« fragte Tritt, auf sechs hohe Stufen zeigend.

»Das werden Sie gleich sehen«, sagte Groll und rief ein paar griechische Worte in das Lokal. Kurz darauf erschien der Wirt mit einem riesigen Metallschlüssel in der Hand. Er eilte die Stufen herab und übergab Groll den Schlüssel.

»Sie können vorausgehen, ich komme gleich nach«, sagte Groll zu Tritt.

»Soll ich Ihnen nicht helfen?« fragte Tritt besorgt.

»Nein, danke. Es geht schon. Bis gleich.« Groll fuhr ein paar Meter bergauf und bog dann in eine Seitengasse ein, an deren Ecke eine kleine Kapelle stand. Mit dem Schlüssel öffnete er das Tor, durchquerte das kleine Kirchenschiff und pochte an eine aus rohen Brettern gezimmerte Tür in der Sakristei. Der Wirt, der Tritt eben ein Glas Brandy gebracht hatte, eilte daraufhin in einen Lagerraum neben der Küche, öffnete die Tür und half Groll über eine hohe Stufe in das Lokal. Durch den Schankraum fuhr Groll auf die Terrasse.

»Willkommen, Meister der Schleichwege!« Tritt hob das Glas.

»Manchmal pflegt Panicos in der kühlen Kirche Siesta zu halten«, sagte Groll. »Ich sehe, Sie haben schon bestellt.«

»Nur einen Brandy zur Überbrückung. Mit dem Kaffee habe ich noch auf Sie gewartet«, sagte Tritt.

»Das ist sehr freundlich von Ihnen«, erwiderte Groll. »Darf ich einmal von dem Brandy kosten?«

»Bitte.« Tritt schob Groll das Glas zu, dieser roch zuerst an dem Glas und nahm dann einen großen Schluck.

»Haben Sie die Flasche gesehen?«

»Nein.«

Groll fuhr in den Schankraum und besprach sich mit dem Wirt. Er kam mit einem vollen Glas Brandy zurück.

»Alles in Ordnung?« fragte Tritt.

Er wolle nur sichergehen, daß sie einen Brandy der KEO-Company trinken, deren Brandys seien nämlich die besten, erklärte Groll. KEO sei die größte Bierbrauerei, der größte Weinproduzent und der größte Schnapsbrenner der Insel. Tritt solle einmal einen zypriotischen Wodka von KEO kosten.

»Lieber nicht«, wehrte Tritt ab und betrachtete das Brandyglas von allen Seiten. »Ich höre jetzt schon alle Engel singen!«

»Da kann ich Sie beruhigen, das ist durchaus beabsichtigt. KEO gehört nämlich zu hundert Prozent der Kirche.«

»Ist das nicht ein bißchen viel auf nüchternen Magen«, fragte Tritt, auf Grolls Brandyglas deutend.

»In der Hitze soll man viel trinken«, sagte Groll. Zum Wirt gewandt rief er: »Thio métrio, parakalló!«

Der Wirt verbeugte sich lächelnd und ging in die Küche.

»Was haben Sie jetzt bestellt?« fragte Tritt.

»Zwei Kaffee, halbsüß.«

»Warum haben Sie keinen griechischen Kaffee bestellt?«

Es zeuge nicht gerade von Weltgewandtheit, wenn man in einem Lokal, neben dem eine griechische Fahne weht, einen griechischen Kaffee bestelle, antwortete Groll.

»Ich dachte, Sie sprechen kein Griechisch?« warf Tritt ein.

»Just essentials«, sagte der Wirt und stellte den Kaffee auf den Tisch. »Mister Goll only speaks essentials. Mister Goll is a friend of Panicos, you know.«

»Wo ist denn dieser Panicos?« fragte Tritt.

»Er muß hier irgendwo in der Gegend sein«, sagte Groll. »Meistens ist er näher, als man denkt. Er liebt es, sich zu verstekken.«

»Finden Sie nicht, daß Sie mir jetzt etwas über Panicos erzählen sollten?« fragte Tritt.

»Da gibt es nicht viel zu sagen. Panicos ist eine verwundete Friedenstaube. Panicos ist ein Weiser der Berge. Panicos ist der *universal soldier*. Panicos ist der ideelle Gesamtpolizist der Insel. Panicos ist eine vereinte Nation«, antwortete Groll.

»Ich war der Meinung, daß die UNO hier über den Frieden wacht«, entgegnete Tritt.

»Panicos ist ein Mann der UNO!« sagte Groll.

»Panicos is a very important man in Pyla«, ergänzte der Wirt.

»Er trägt die Uniform eines schwedischen Stabsmajors«, fügte Groll hinzu.

»Sie machen sich doch nicht über mich lustig?« fragte Tritt.

»Keineswegs, verehrter Magister. Keineswegs. Zum Beweise erzähle ich Ihnen jetzt Panicos' Geschichte. Sie dürfen übrigens mitschreiben.«

»Das hätte ich fast vergessen. Danke.« Tritt schlug seinen Notizblock auf.

»Sind Sie soweit?«

»Sie können anfangen.«

Groll nahm einen großen Schluck vom Brandy und setzte sich im Rollstuhl zurecht.

»Panicos ist nicht nur Generalmajor der UNO, befehlshabender Dorfmarschall und der berühmteste Einwohner von Pyla. Panicos ist auch ein Spastiker.«

»Very heavy«, ergänzte der Wirt, schlenkerte mit den Armen, hielt den Kopf schief und verzerrte das Gesicht.

Tritt sah auf von seinem Block auf.

»Der Wirt hat recht«, bekräftigte Groll. »Panicos' Behinderung ist schwer. Wenn er über den Dorfplatz läuft, dann meint man, er werde im nächsten Moment straucheln und zu Boden stürzen, aber irgendwie schafft er es doch immer wieder, das Gleichgewicht zu halten. Früher, als noch mehr Touristen nach Pyla gekommen sind, war es keine Seltenheit, daß österreichische Urlauber sich entsetzt abwendeten, weil sie Panicos' Fortbewegung nicht mitansehen konnten. Nicht nur ein Mal sind diese Leute Hals über Kopf aus Pyla geflüchtet. Dem Nervenkitzel des Niemandslands wollten sie sich sehr wohl aussetzen, nicht aber dem Anblick eines spastisch behinderten Menschen«, sagte Groll.

»Austrian soldiers good. Austrian tourists not so good«, ergänzte der Wirt.

»Ich verstehe«, sagte Tritt und schrieb.

»Englische oder skandinavische Touristen aber kommen mit Panicos wunderbar aus, sie laden ihn auf eine Cola ein oder spazieren mit ihm im Dorf herum. Panicos liebt es, den Fremdenführer zu machen. So habe auch ich ihn kennengelernt. Ein zypriotischer Freund hatte mich eines Tages hierher geführt, ohne mir vorher von Pyla oder von Panicos erzählt zu haben. Der Freund, ein Botenfahrer, mußte überraschend wegen eines Auftrags zurück nach Larnaca, und ich machte mich daran, Pyla auf eigene Faust zu erkunden. Nach kurzer Zeit stieß ich auf Pani-

174

cos, der eine Gruppe norwegischer Touristen durch das Dorf führte.«

»Sie haben sich der Gruppe angeschlossen?«

»Es war ganz einfach. Die Norweger freuten sich über die Verstärkung, und Panicos half mir über die steilen Passagen hinweg. Dabei stellte sich heraus, daß er, dessen Hände sonst wie Windräder durch die Luft wirbeln, es offensichtlich genoß, hinter dem Rollstuhl zu gehen und sich an den Griffen festzuhalten.«

»Hat er Ihnen das gesagt«, fragte Tritt, »oder war das nur eine Vermutung von Ihnen?«

»Schon nach wenigen Metern hatte ich die Gewißheit, daß ich in guten Händen war. Mit traumwandlerischer Sicherheit wählte er den am wenigsten holprigen Weg, achtete auf Glassplitter und Dornen und glich mit viel Einfühlungsvermögen die Zugkräfte aus, die auftreten, wenn der Rollstuhl über quergeneigte Flächen fährt. Panicos schob den Rollstuhl so, als würde ich selber fahren. Ich war von seinem Talent hingerissen.«

»Damals kannten Sie mich noch nicht«, stellte Tritt beruhigt fest.

»Allerdings«, bestätigte Groll. »In der Folgezeit kam ich öfters nach Pyla, und Panicos unternahm mit mir lange Ausfahrten in die Hügel und Schluchten des Niemandslands. Die UNO-Soldaten ließen uns unbehelligt, obwohl der Aufenthalt außerhalb des Dorfes streng verboten ist. Nur im Spätherbst, zur Zeit der Wachteljagd, durften wir Pyla nicht verlassen.«

»Wachteljagd?« fragte Tritt.

»Bird hunting«, freute sich der Wirt. »I love bird hunting.«

Das sei der Nationalsport der Zyprioten, wahrscheinlich handle es sich dabei sogar um das einzige gemeinsame Band zwischen den verfeindeten Volksgruppen, sagte Groll. Zur Zeit der Wachteljagd würden sich selbst die UN-Soldaten in ihre befestigten Unterstände zurückziehen, denn der Gefahr, von den Schrotladungen der entfesselten Jäger durchsiebt zu werden, sei anders nicht zu begegnen. Erst voriges Jahr sei ein österreichischer Soldat, der so unvorsichtig gewesen war, einer menschlichen Regung im freien Gelände nachzugeben, von einer Schrotladung schwer verletzt worden.

Ein Schützenpanzer fuhr, aus einer Seitengasse kommend, langsam über den Platz. Der Beobachtungsposten auf dem Dach der Zweiradwerkstatt trat aus seinem Häuschen und salutierte.

»Die Ausflüge mit Panicos zählen zu meinen schönsten Erlebnissen«, setzte Groll fort, nachdem der Schützenpanzer den Platz wieder verlassen hatte.

»Nirgendwo ist man so ungestört wie im Niemandsland. Keine Autos, keine Touristen, nur der Wind und die Steine.«

»Aber die Soldaten lassen Sie nicht aus den Augen«, warf Tritt ein.

»Natürlich. Sie beobachten uns durch ihre Ferngläser: die Türken, die Griechen und die UN-Soldaten. Drei Armeen für zwei friedliche behinderte Menschen. Sogar für unser leibliches Wohl wird gesorgt, manchmal finden wir eine Schale mit Nüssen oder einen Sack mit Dschudschúko zur Stärkung. Dschudschúko nennt man eine Mischung aus getrocknetem Traubenmost und Trestergelée, die mit einem Kern aus Mandeln in Würsten dargeboten wird. Grappa im Rohzustand, wenn Sie so wollen.«

Er wisse, was Dschudschúko sei, erklärte Tritt, schließlich sei er ja kein Neuling in Zypern. Ihn beschäftige vielmehr eine andere Frage: Wie komme es, daß man Groll und Panicos mit Aufmerksamkeiten bedenke, während gleichzeitig internationale Anstrengungen vonnöten seien, um die verfeindeten Volksgruppen vom offenen Krieg abzuhalten? Ob da nicht eine bislang unterschätzte Rolle der Behinderten zum Vorschein komme, eine genuin friedensstiftende Mission sozusagen? Er könne sich vorstellen, spann er den Gedanken weiter, daß im Rahmen der UNO eine Spezialtruppe aufgestellt werde, eine *special disabled force*, die überall dort zum Einsatz gelangt, wo UNO-Missionen zu scheitern drohen. Er könne sich des weiteren vorstellen, die theoretische Basis im Rahmen eines soziologischen Gutachtens zu entwerfen.

»Ihre Überlegungen in Ehren, verehrter Herr Magister, aber ich glaube, daß in diesem Fall die Phantasie mit Ihnen durchgegangen ist«, bemerkte Groll. »Aus dem Umstand, daß es unter den behinderten Menschen solche gibt, die infolge ihrer Behinderung nicht für das Kriegshandwerk in Frage kommen, folgt keineswegs, daß es sich deswegen schon um friedliche Menschen handelt. Außerdem verkennen Sie unsere Tätigkeit. Natürlich erfüllen Panicos und ich hier keine Mission, wir machen Geschäfte, Tauschgeschäfte. Bei den türkischen Soldaten sind griechische Pornomagazine beliebt, bei den Zyperngriechen deutsche Automobilzeitschriften; die schwedischen UN-Soldaten freuen sich am meisten über eine Flasche Brandy und die irischen über die ›Cyprus Mail‹, in der Horrorstories über das Leben in den englischen Basen verbreitet werden. Ich erinnere mich, daß vor einigen Jahren, es muß noch vor dem Ende der Sowjetunion gewesen sein, der britische Meisterspion Kim Philby hochdekoriert in einer Moskauer Klinik verstorben ist. Damals erschien die ›Cyprus Mail‹ mit einem Trauerrand auf der ersten Seite und einem riesigen Bild von Philby, darunter stand in Balkenlettern ›Ein großer Mann, ein Freund des Friedens und der Völker, ist tot‹. Die Iren bestellten hundert Exemplare von dieser Ausgabe.«

»Und was bringen Sie den Österreichern?«

»Rubbellose.«

»Wie werden Sie honoriert?«

»Unterschiedlich. Die Schweden lassen uns manchmal Dollarnoten zukommen, die griechischen Zyprioten geben Käse oder Brandy, die Iren Schokolade und antibritische Gazetten. Von den Türken bekommen wir Nüsse und Dschudschúko, selten auch einen Raki.«

»Und die Österreicher?«

»Die geben, was sie nicht mehr brauchen: Schraubenschlüssel, Fischkonserven, Kondome. Von unseren Ausflügen ins Niemandsland kommen Panicos und ich niemals mit leeren Händen zurück. Gewürze pflücken wir vom Wegrand. Wenn die Jahreszeit danach ist, ernten wir Oliven und Mandeln oder Kappari, das Kapernkraut, welches, in Essig eingelegt, den Grappa abrundet. Und im Frühling, wenn es ausgiebig geregnet hat, sammeln wir Schnecken für die Schweden. Die sind ganz verrückt danach und braten die Tiere, noch bevor sie sich ausgeschissen haben.«

»Die Schweden oder die Schnecken?« fragte Tritt.

»Beide«, antwortete Groll. »Besonders ein schwedischer Major konnte nicht genug von den Schnecken bekommen. Wir erfuh-

ren später, daß er sie als Geschenke an den schwedischen Generalstab und an führende Politiker sandte. Der Mann machte
schnell Karriere, er ist jetzt Verteidigungsminister. Hin und wieder schreibt er Panicos eine Feldpostkarte.«

»Aus Schweden?«

Groll nickte. »Von der U-Boot Jagd in den Schären. Ein belieb-
ter Ausgleichssport für Militärs. Das Pendant zur Wachteljagd in
Zypern.«

»Von diesem Mann hat Panicos die Uniform?«

Als er nach Schweden in den Generalstab abkommandiert worden sei, sagte Groll, habe er Panicos die Uniform im Rahmen
einer kleinen Zeremonie im schwedischen Abschnittskomman-
do überreicht. Am nächsten Tag schon sei Panicos in der Uniform über den Platz paradiert. Im Stechschritt, wie die Dorfbewohner erzählt hätten.

»Ein Spastiker im Stechschritt?«

»Warum nicht? Es soll ja auch Soldaten geben, die in die Kaser-
ne torkeln.«

»Ich würde gern einmal mit Panicos und Ihnen durch das Niemandsland streunen«, sagte Tritt.

»Sie würden es genießen, dessen bin ich mir sicher. Wenn Panicos und ich in den Feldern unterwegs sind, erzählen wir einander allerlei Schnurren und erfreuen uns am Duft der wilden
Gewürze, an den kleinen, ungefährlichen Schlangen und an den
possierlichen Geckos. Panicos ist sehr geschickt im Umgang mit
diesen Echsen, müssen Sie wissen. Sobald er einen Gecko in der
Nähe weiß, wird er ganz ruhig und legt sich rücklings auf die
Erde. Dann zuckt kein Spasmus durch seinen Körper, er wirkt
wie versteinert, als wäre er selbst ein Gecko, der sich auf einem
Stein sonnt. Nach einiger Zeit schleicht dann die Echse langsam
näher und beginnt Panicos zu erkunden, klettert auf seinen
Armen herum, verweilt auf dessen Brust oder erkundet dessen
Hosenbeine. Und Panicos rührt keinen Finger, er blinzelt nur
manchmal. Manchmal sitzt der Gecko eine Viertelstunde und
länger auf ihm, so daß ich oft Mühe habe, das Tier nicht durch
eine unbedachte Bewegung zu verscheuchen. Wenn dann der
Gecko von ihm abläßt, ist Panicos wie verwandelt; seine Arme
zucken nicht, sein Kopf pendelt nicht hin und her, und die

178

Mundwinkel, in denen sich sonst der Speichel sammelt, sind trocken. Dieser Zustand hält noch einige Minuten an, dann setzen seine Spasmen, gemildert zwar, wieder ein.«

»Man sollte die Wirkung dieser Echsen einmal von der medizinischen Seite erforschen«, schlug Tritt vor.

Panicos habe fest versprochen, ihm die heilende Kraft der Echsen auch zugänglich zu machen, sagte Groll. Für unsereins sei es wichtig, hin und wieder mit den Echsen zu schlafen, pflege Panicos zu sagen.

»Ich dachte, Panicos kann nicht sprechen?« fragte Tritt mißtrauisch.

»Ich wußte, daß Sie danach fragen werden«, sagte Groll traurig. »Panicos verständigt sich in einer Art Gebärdensprache, und mit der Zeit verstand ich seine Erzählungen immer besser. Manche Gesten schwächt er durch Stirnrunzeln oder betontes Achselzucken ab, dann weiß ich, er ist sich seiner Sache nicht sicher oder er macht einen Scherz, was, nebenbei gesagt, eine seiner Lieblingsbeschäftigungen ist. Andere Gesten wiederum verstärkt er durch heftiges Brummen oder abgehacktes Grunzen, das können Gesten der Freude, aber auch des Zorns oder der Angst sein. Seine Ausdrucksmöglichkeiten sind mindestens so vielfältig wie die gesprochene Sprache, man muß nur lernen, ihn zu lesen.«

»Die Dorfbewohner können Panicos lesen?« fragte Tritt und sah zum Wirt, der auf seinem Stuhl eingeschlafen war.

»Selbstverständlich«, entgegnete Groll. »Anders ist es gar nicht möglich, daß Panicos seiner Aufgabe nachkommt. Wenn ein Bub Knallfrösche in der Messe detonieren läßt und der Vater den Übeltäter an den Ohren nach Hause schleift, um ihn zu verprügeln, fährt Panicos wie der Blitz dazwischen. Wenn ein Mädchen den Schulbus versäumt, organisiert er eine Mitfahrgelegenheit. Wenn ein betrunkener Grieche Schmährufe in Richtung des türkischen Kaffeehauses brüllt, nimmt er den Mann aus der Schußlinie. Wenn ein Türke nächtens das Auto eines Griechen beschädigt und Fahrerflucht begeht, sucht Panicos ihn am nächsten Morgen auf und leitet die Wiedergutmachung ein. Und so fort. Panicos ist immer erreichbar, ständig hält er die Augen offen. Und die Dorfbewohner respektieren ihn. Er ist der einzige, der in allen Häusern, egal ob griechisch oder türkisch, ein und aus geht.«

»Nur heute ist er nicht da«, sagte Tritt traurig. »Ich hätte ihn so gern kennengelernt.«

»Ich weiß auch nicht, wo er bleibt. Das letzte Mal, als Panicos fehlte, ereignete sich prompt eine Tragödie im Dorf.«

»Erzählen Sie!«

»Alles begann damit, daß Panicos vor einigen Monaten zu einem Kongreß der levantinischen Spastiker nach Griechenland eingeladen wurde.«

»So etwas gibt es?« fragte Tritt erstaunt.

Die Spastiker würden zu den straffst organisierten Behindertenverbänden zählen, bestätigte Groll. Die Einladung sei kurzfristig erfolgt, Panicos habe überhastet aufbrechen müssen. Er habe zwar den diensthabenden Abschnittskommandanten, einen Österreicher, informiert, aber er sei nicht mehr dazugekommen, detaillierte Instruktionen für den Konfliktfall auszuarbeiten. Dies sei ein verhängnisvolles Versäumnis gewesen.

»Was ist geschehen?«

»Ein türkischer Schmuggler, Osmin mit Namen, ist aus dem Norden nach Pyla zurückgekehrt. Man hatte ihn auf dem Markt von Famagusta übers Ohr gehauen, Osmin war wütend, und getrunken hatte er auch. Nun fügte es sich, daß seine Frau, eine Griechin, einen Liebhaber im Dorf hatte, den Barbier. Sei es, daß Osmin früher als sonst nach Hause zurückkehrte, sei es, daß die Liebenden die Zeit übersehen hatten, jedenfalls ertappte Osmin die beiden in flagranti.«

»Daraufhin kam es zu blutigen Zusammenstößen zwischen den Volksgruppen, nehme ich an.«

»Glücklicherweise nicht, es blieb bei einer Familientragödie. Zuerst erschlug der gehörnte Osmin seinen Nebenbuhler, dann erwürgte er die Frau und deren Mutter, schließlich erschoß er den Hund und zwei Ziegen. Glücklicherweise waren die Kinder bei den Großeltern in Famagusta geblieben. Danach wollte Osmin Selbstmord begehen, hatte aber keine Kugel mehr übrig. Also wartete er auf das Eintreffen der UNO-Truppe und warf sich den Angreifern entgegen.«

»Entsetzlich!«

Groll nickte. »Und der irische UN-Soldat, von dessen Feuerstoß Osmin zerfetzt wurde, erlitt einen Nervenzusammenbruch. Wenn Panicos Wache gestanden hätte, wäre nichts passiert.«

»Jetzt verstehe ich, wie wichtig Panicos für das Dorf ist!«

»Was halten Sie davon, wenn wir uns ein wenig umschauen?« fragte Groll. »Vielleicht ist Panicos für einen Babysitter eingesprungen. Oder er ist im Schatten eines Baumes eingenickt.«

»Einverstanden, lassen Sie uns zahlen!« stimmte Tritt zu.

»The bill, please«, sagte Groll zum Wirt. Der wachte sofort auf.

»How much did you pay there?« fragte der Wirt und deutete auf den türkischen Krämerladen.

»Fifty cents«, antwortete Groll.

»In my restaurant it is forty cents. And two Brandies is one pound forty«, sagte der Wirt.

Widerwillig begann Groll in seinen Taschen herumzukramen.

»Lassen Sie nur, Sie sind eingeladen«, sagte Tritt schnell und legte eine Fünfpfundnote auf den Tisch.

»No change, please«, sagte Groll.

Der Wirt bedankte sich überschwenglich, eilte in das Lokal und kam gleich darauf mit zwei randvollen Gläsern Brandy zurück.

»From the house«, sagte er und stellte das Tablett ab.

»Efaristo«, sagte Groll und trank die Hälfte des Glases auf einen Zug aus. Tritt nahm nur einen kleinen Schluck.

»Wenn ich das austrinke, kenne ich mich selbst nicht mehr. Dann bin ich ein Niemand im Niemandsland.«

»Das sind Sie in Pyla auch ohne den Brandy«, sagte Groll.

»Muß ich das Glas wirklich austrinken?« fragte Tritt verzweifelt.

»Wenn Sie vorhaben, je wieder nach Pyla zu kommen, schon«, antwortete Groll mit Bestimmtheit.

Ergeben nahm Tritt einen großen Schluck.

»KEO«, sagte der Wirt. »It is a KEO!«

»Marvellous«, sagte Tritt heiser. »Thank you so much.«

»You're welcome. Friends of Panicos are always welcome. Mister Goll is a friend of Panicos. I am a friend of Panicos. Like Mister Willi from Austria.«

»Mister Willi?« fragte Tritt.

Er heiße eigentlich Ludwig, Ludwig Kögl, erklärte Groll. Aber das könne hier niemand aussprechen, also sei er eben Willi gerufen worden. Er sei ein langgedienter UNO-Soldat aus der Obersteiermark und habe sich viel mit Panicos beschäftigt, die beiden seien eine Zeitlang unzertrennlich gewesen. Bis Willi Kögl sich in Bozena, eine Cabaret-Dame aus Larnaca, verliebt habe.

»In Larnaca gibt es ein Cabaret?«

»Mehrere. Cabarets nennt man hier die Bordelle. Bozena kam aus Bulgarien, von einem Dorf in der Nähe von Sofia, Veliki Ternovo. Vielleicht haben Sie schon davon gehört?«

Tritt verneinte.

Das wundere ihn nicht, sagte Groll. Bozena habe die Angewohnheit gehabt, jedem Menschen zu erzählen, daß sie aus Veliki Ternovo stamme, und immer habe sie ihre Gesprächspartner gefragt, ob sie vielleicht schon von dieser Ortschaft gehört hätten. Groll trank den Brandy aus und fuhr fort.

»Bozena war nach Larnaca gekommen, um als Kontraktarbeiterin zwei Jahre im Gesundheitsdienst zu arbeiten. Als angehende Kinderärztin sah sie in Bulgarien kein Fortkommen. Sie hoffte, sich hier durchzuschlagen, aber sie hatte die Rechnung ohne die mächtige kommunistische Gewerkschaft Zyperns gemacht. Auf deren Betreiben dürfen Ausländer nur in der Landwirtschaft und in den Minen arbeiten. Also landete die Kinderärztin Bozena als Pflückerin in einer Zitrusplantage. Aber sie gab nicht auf. Nach einigen Monaten lernte sie einen Bautischler kennen, sie heirateten und zwei Wochen nach der Trauung stürzte der Ehemann auf einer Baustelle zu Tode. Er hinterließ ihr einen klapprigen Morris Minor und fünfzigtausend Pfund Schulden aus einer früheren Ehe. So landete Bozena aus Veliki Ternovo im Cabaret, und so lernte sie Ludwig Kögl aus Bruck an der Mur kennen.«

»Die beiden haben geheiratet?«

»Nach Willis zweitem Besuch im Cabaret. Er nahm seinen Abschied und plante, mit ihr ein Lokal in der Touristenmeile zu eröffnen, in dem er steirischen Wein und Schmalzbrote anbieten wollte. Das Projekt hat sich aber zerschlagen, als Bozena mit einem schottischen Werftarbeiter durchgegangen ist.«

»Angeblich ist Willi jetzt auf den Golan-Höhen als Koch tätig, und zwar in einem Heim für geistig behinderte Tiere.«

»Sie sind widerlich!« rief Tritt.

»Beschweren Sie sich bei der UNO«, entgegnete Groll. »Sie hat fünfzig Jahre Zeit gehabt, sich zu bessern. Kommen Sie, gehen wir.« Groll trank aus, Tritt folgte ihm widerwillig.

»Ich kippe Sie über die Stufen«, sagte Tritt.

Der Wirt stand bereits hinter dem Rollstuhl. Mit einer geübten Bewegung kippte er Groll nach hinten und fuhr zügig die Stufen hinab.

»Warum haben Sie meine Hilfe nicht angenommen?« fragte Tritt gekränkt, während sie den Platz überquerten. Zwei alte Männer saßen im türkischen Kaffehaus unter einem Spitzbogen. Groll winkte den beiden zu, sie grüßten zurück.

»Hier serviert man frische Tintenfische aus dem türkischen Teil.«

»Wir können ja nachher hier essen«, schlug Tritt vor.

Besser nicht, antwortete Groll. Die Fische seien zwar frisch, aber ungereinigt.

Er habe in Sizilien einen Kurs in Tintenfischputzen absolviert, sagte Tritt stolz. Er würde die Fische gerne für Groll säubern.

Unmöglich, antwortete Groll, die Gesetze der Höflichkeit ließen es nicht zu, daß ein Gast sich selber den Fisch putze.

Auf der Ruine eines alten Festungsturmes saßen Dohlen. Aufmerksam beobachteten sie Groll und Tritt, die jetzt in eine Seitengasse einbogen.

»Ich kann mir nicht helfen, aber die weißen Häuser und die karge Landschaft kommen mir seltsam vertraut vor«, sagte Tritt.

»Sie haben zu viele Italo-Western gesehen«, antwortete Groll.

Sie kamen an einem türkischen Souvenirladen vorbei, vor dem ein angerosteter, leerer Rollstuhl stand.

»Kennen Sie den Besitzer des Rollstuhls?« fragte Tritt.

Er gehöre einem Frühpensionisten, einem ehemaligen Hafenarbeiter, sagte Groll. Der Stuhl stehe schon seit Wochen vor dem Laden. Der Besitzer sei vor der Hitze zu seinem Bruder in die Berge geflüchtet. Dieser betreibe einen Imbißstand bei den »Caledonian-Falls«, dem einzigen natürlichen Wasserfall auf Zypern. In den Bergen könne er den Rollstuhl nicht gebrauchen.

Das leuchte ihm ein, sagte Tritt. Wie bewege er sich aber im unwegsamen Gelände fort?

Auf einem Maulesel, antwortete Groll.

Tritt war stehengeblieben, er zog eine kleine Kamera aus seiner Jacke und schickte sich an, den verlassenen Rollstuhl zu fotografieren. Als Groll dies sah, rief er »Halt!« und fuhr Tritt ans Bein. Die Kamera fiel in den Staub.

»Sind Sie denn verrückt?!« schrie Tritt, »das ist eine Rollei, ein antikes Stück!«

»Sind Sie verrückt?!« zischte Groll. »Im Niemandsland herrscht strengstes Fotografierverbot. Wollen Sie erschossen werden?«

Tritt hob die Kamera auf und befreite sie vom Staub. »Hoffentlich ist sie nicht kaputt.«

»Stecken Sie sie weg, sofort! Folgen Sie mir!« sagte Groll und beschleunigte den Rollstuhl. Tritt folgte im Laufschritt.

»Warum hetzen Sie so?«

»Wir müssen aus der Schußlinie!« rief Groll über die Schulter. Tritt hatte Mühe, Grolls Tempo zu halten.

Eine Staubfahne hinter sich her ziehend, nahmen die beiden eine Abzweigung und prallten vor einer quer über die Gasse hängenden Wäscheleine zurück.

»Weg von hier!« rief Groll und riß den Rollstuhl herum.

Im Laufschritt kehrten sie auf die aus dem Dorf führende Straße zurück.

»Nicht so schnell!« rief Groll. »Die Vorderräder blockieren!«

Tritt mäßigte das Tempo. Die Straße ging in eine Steinpiste über, die auf eine Hügelkette zuführte. Nach einigen hundert Metern hielt Groll vor einer Tafel an.

»Was steht auf der Tafel?« Tritt setzte sich auf einen Stein am Wegrand.

»Keine Ahnung«, sagte Groll. »Wahrscheinlich eine politische Losung gegen die Türken.«

Tritt zog seine Jacke aus und untersuchte im Schutze des Kleidungsstücks die Kamera.

»Hoffentlich ist sie nicht beschädigt worden. Ich habe sie zur Firmung bekommen, es handelt sich um eine der wenigen Rolleis mit einem Zeiss-Objektiv.«

»Klingt nach einem Hund und nicht nach einer Kamera«, sagte Groll. »Könnten Sie einmal hinter der Tafel nachsehen, ob dort eine Schale mit Nüssen oder Oliven liegt?«

Tritt wendete die Tafel, bückte sich und hielt eine Flasche in die Höhe.

»Ein Raki!« rief Groll erfreut. »Kommen Sie, auf den Schreck haben wir einen Schluck verdient! Im Netz habe ich noch eine Flasche Mineralwasser, damit können wir den Schnaps im Mund verdünnen.«

Tritt zog seine Jacke aus, breitete sie neben Groll auf den Wegrand und setzte sich. Groll fischte das Mineralwasser aus dem Rollstuhlnetz.

»Schade um das Bild mit dem Rollstuhl. Ich hätte es gut für meine Vorlesungen verwenden können.«

»Wenn Sie wollen, kann ich Ihnen ein noch eindringlicheres Bild vermitteln.«

»Das wäre möglich?«

»Sicher. Wir müßten uns nur ein Auto ausborgen und nach Xylofagou fahren, keine zwanzig Kilometer von hier entfernt. Das Dorf liegt an der Hauptstraße nach Ayia Napa. Dort können Sie dann Fotos machen, soviel Sie wollen.«

»Was sollte ich dort aufnehmen?«

»Ein Weltwunder. George, das Weltwunder.«

»Könnten Sie sich etwas näher erklären?«

»Gern«, sagte Groll. »George ist ein mehrfach behinderter fünfunddreißigjähriger Mann. Vor fünfundzwanzig Jahren empfahl ein Arzt seiner Mutter, den kleinen George, der sich bis dahin überwiegend in der Wohnung und im Hof des kleinen Häuschens aufgehalten hatte und ständig kränkelte, tagsüber an die frische Luft zu stellen, er sei für sein Alter viel zu blaß. Die Mutter beherzigte den Ratschlag und schob ihren Sohn jeden Morgen im Rollstuhl zum Kreisverkehr, wo er die wenigen, mit Sand oder Kartoffeln beladenen Lastkraftwagen und die seltenen Limousinen beobachtete, die damals die Stille des Dorfes durchbrachen. Am Abend holte sie George, der sichtlich Gefallen an der Abwechslung fand, wieder ab. Langsam wurde der Verkehr im Dorf stärker; und die Blässe in Georges Gesicht wich einem gesunden Rotbraun, seine körperliche und geistige Verfassung besserte sich zusehends. Weitere Jahre schob die Mutter jeden Morgen ihren Sohn auf die Verkehrsweide und nahm ihn erst am Abend, wenn sie von der Textilfabrik kam, nach Hause mit.

Nach 1974, als Flüchtlinge aus dem Norden sich in Xylofagou ansiedelten, vervielfachte sich das Verkehrsaufkommen, und der am Kreisverkehr herangewachsene George stand nach wie vor jeden Tag vor seinem Haus an der Straße. Seine Gesichtsfarbe war mittlerweile in ein rußig schwarzes Braun übergegangen. Eine fürsorgliche Alte labte den Jungen mit Tee, glasierten Mandeln und gesalzenen Erdnüssen. Nachmittags gab es meist einen schnell abgebratenen Halloumi, Salat und ein Glas Rotwein. Hin und wieder spendierte ein Rentner aus dem nahen Kafenion dem Jungen auch eine Cola oder einen Orangensaft.

Der Verkehr nahm an Dichte immer mehr zu. Die Straßen von Xylofagou waren zeitweilig von Motorabgasen vernebelt, als befänden sie sich im englischen Herbst und nicht in der zypriotischen Sonne. Der im Verkehrslärm zum Mann gereifte George verlor seine Zittrigkeit, seine Muskeln strafften sich, und die rußgeschwärzte Gesichtsfarbe wich einem kräftigen Rötlichbraun, wie es sonst nur bei Himalajabergsteigern zu sehen ist. Die Krämpfe, die George früher im Rollstuhl hin und her geworfen hatten, ließen nach und hörten binnen einiger Monate eines extrem heißen Sommers ganz auf.

Mit der Zeit wunderten sich die Rentner, daß George der Lärm und die Abgase der Autos so gut bekamen. Und als George, der illiterat war, innerhalb weniger Monate lesen und schreiben lernte und den Wunsch nach Texten an der Nahtstelle zwischen Philosophie und Verbrennungsphysik äußerte, wurde beschlossen, ihn einem Arzt in Nikosia vorzuführen. Nach eingehenden Untersuchungen stand fest: George, der sein halbes Leben am Kreisverkehr einer Hauptdurchzugsstraße verbracht hatte, war kerngesund, seine geistigen und körperlichen Fähigkeiten lagen über dem Durchschnitt seiner Altersgenossen, seine Blutwerte waren phänomenal, seine Gedächtnisleistung und seine Konzentrationsfähigkeit einzigartig. Nur in einem einzigen Punkt wichen seine Befunde von der Norm ab: Der Anteil von gebundenen Kohlenwasserstoffen an den Hirngasen erreichte bei ihm einen um Potenzen höheren Wert, als je bei einem Menschen festgestellt worden war. Weitere Untersuchungen in Athen und Birmingham folgten, die Ergebnisse waren die gleichen. George war mittlerweile ein berühmter Mann, er kandidierte für den Gemeinderat und wurde prompt Vizebürgermeister. Dreimal dürfen Sie raten, wo er seine Sprechstunden abhält!«

»Am Kreisverkehr?«

»Gewonnen«, sagte Groll und reichte Tritt aufs neue den Schnaps.

»Ich weiß nicht, ob ich Ihnen diese Geschichte glauben soll«, sagte Tritt.

»Fragen Sie George«, antwortete Groll. »Er wird sie Ihnen bestätigen.«

Tritt nahm einen großen Schluck.

»Begleiten Sie mich morgen in dieses Dorf?«

»Einverstanden«, sagte Groll. »Ich muß George ohnehin etwas vorbeibringen.«

»Einen Raki?«

»Nein, ein Offert des amerikanischen Pharmakonzerns Pfizer. George soll medizinischer Kreisverkehrsberater im Vorstand der Company werden.«

»Glauben Sie, daß er das Angebot annehmen wird?«

»Ich glaube nicht. George lebt gern auf dem Land. Er will Xylofagou als Luftkurort vermarkten. Einige Kreisverkehre und Luxushotels sind bereits in Planung.«

Tritt schüttelte den Kopf und sah sich um.

»Sehen Sie nur, da drüben steht ja noch ein Schild!«

»Schilder gibt es hier überall.«

»Ich habe eine Idee«, sagte Tritt. »Ich reiße die Tafeln aus und bringe sie den Menschen im Dorf mit. Holz ist hier ein knappes Gut. Man wird uns dankbar sein.«

»Wunderbar«, sagte Groll. »Die Idee könnte von mir sein.«

Tritt machte sich ans Werk, zerrte die Tafeln aus der trockenen Erde und legte die Schilder aufeinander. Groll feuerte ihn mit Trinksprüchen aus aller Welt an. Tritt arbeitete wie besessen, bald türmte sich vor den beiden ein ansehnlicher Stoß.

»Da, nehmen Sie den letzten Schluck, Sie haben ihn verdient«, sagte Groll, als Tritt sich den Schweiß von der Stirn wischte.

Tritt leerte die Flasche und taumelte plötzlich zurück.

»Was ist los?« rief Groll. »Haben Sie einen Hitzschlag?«

»Mir fällt gerade etwas Furchtbares ein!« stammelte Tritt.

»Sprechen Sie!«

»Was, wenn diese Tafeln Warntafeln sind? Was, wenn das Tafeln zur Warnung vor Minen sind!?«

»Daran habe ich auch schon gedacht«, sagte Groll. »Panicos hat immer vermieden, in die Nähe dieser Tafeln zu kommen.«

»Warum haben Sie mir nichts davon gesagt!« schrie Tritt, außer sich. »Ich war in Lebensgefahr!«

»Regen Sie sich nicht auf, es ist ja nichts passiert. Ich wollte nichts sagen, um Ihren Arbeitseifer nicht zu bremsen. Vielleicht warnen diese Tafeln ja gar nicht vor Minen, sondern vor Tafeln!«

»Tafeln, die vor Warntafeln warnen? Das ist ja Unsinn!«

»Bitte. Dann ist es eben Unsinn. Jedenfalls besteht kein Grund, wegen der paar Tafelminen oder Minentafeln eine saure Miene zu machen. Wenn hier wirklich Minen vergraben wären –«

»– wäre ich in die Luft geflogen!« schrie Tritt.

»Beruhigen Sie sich!«

»Sie Minenleger!« Tritt war außer sich.

»Das lasse ich nicht auf mir sitzen, Herr Magister! Nehmen Sie das auf der Stelle zurück! Ich habe in meinem ganzen Leben keine Mine gelegt, im Gegenteil, ich habe immer gute Miene zum bösen Spiel gemacht, wenn Sie Ihre Wissenschaftsminen ausgestreut haben, Sie Streumine! Mich schicken Sie nicht ins Minenfeld zum Minenernten! Glauben Sie nicht, daß ich auch nur die Miene verziehen werde, wenn Sie mit einer Mine hochgehen sollten! Von mir aus können Ihre Minen auf den Feldern verfaulen, ich bin kein Minenarbeiter. Aus mir machen Sie kein Minenopfer.«

»Von mir aus können Sie Ihre Mine stillegen«, antwortete Tritt müde. »Sie sind betrunken, Groll. Ihre Mine ist abgesoffen.«

»Und Sie unterminieren die Moral der Truppe!« rief Groll.

»Hören Sie auf!«

»Wegen der paar Tafeln brauchen Sie sich nicht als Minenwerfer aufzuspielen!«

»Hören Sie auf, Groll. Hören Sie auf.«

»Minensperre?« fragte Groll.

Tritt setzte sich neben den Stoß und starrte in die Ferne.

»Ihre Miene ist so leer«, sagte Groll nach einer Weile.

»Bitte!« flehte Tritt.

Groll holte sein Fernglas aus dem Netz und beobachtete das

Dorf. Von einer Hügelkette näherte sich ein UNO-Fahrzeug.

»Noch immer keine Spur von Panicos«, sagte Groll und packte das Glas ins Netz.

»Geschätzter Herr Magister! Was halten Sie von einem Kaffee?«

Tritt schwieg.

Der Autor

Erwin Riess, geboren 1957, Studium der Politik- und Theater-
wissenschaft in Wien, publizistische und literarische Versuche.
Rollstuhlfahrer nach Rückenmarktumor, 1984 bis 1994 Re-
ferent für Behindertengerechtes Bauen im Wirtschaftsministe-
rium/Wohnbauforschung, seither freier Schriftsteller, Aktivist in
der Selbstbestimmt-Leben-Bewegung behinderter Menschen,
Mitarbeit bei EUCREA – European Network on Creativity by and
for Disabled Persons: Schreibt Theaterstücke, Essays und Sa-
tiren in österreichischen und deutschen Zeitschriften und Zeitungen. Regelmäßiger Autor in KONKRET, DOMINO, RAND-
SCHAU, Stimme der Minderheiten. Bücher: »Zur Lage der behinderten Menschen in Österreich« (1991), »Habsburgs Rache«
(1992), »Kuruzzen« (1993). Theaterstücke: »Kuruzzen«, »Adieu
Madrid«, »Hawkings Traum«, »Krüppelgespräche«.

Copyright © 1996
by ELEFANTEN PRESS Verlag GmbH, Berlin
Alle Rechte vorbehalten
Umschlaggestaltung Holtfreter, Blank & Reschke
Gestaltung und Satz Agentur Marina Siegemund, Berlin
Gesetzt aus der Bodoni Book
Druck und Bindung Clausen & Bosse, Leck
Printed in Germany
ISBN 3-88520-583-1